L'humanisation des soins infirmiers en réanimation

L'empathie des soignants et la résilience des patients

Éthique et pratique médicale
fondée par Richard Moreau
Collection dirigée par Roger Teyssou

La collection « Éthique et pratique médicale » est une tribune qui permet à tous les acteurs du monde de la santé, professionnels, enseignants, administrateurs, économistes et patients d'exposer leurs opinions, de décrire leur expérience et de proposer des solutions aux problèmes posés par une profession en pleine mutation, et ce en toute indépendance et en conformité avec la déontologie et les bonnes pratiques médicales.

Dernières parutions

Ali RECHAM (dir.), *Le corps comme laboratoire,* 2025.
Pauline HAULTCOEUR, *Stop la prise de tête avec mon assiette ! Mon histoire à propos des Troubles du Comportement Alimentaire (TCA)*, 2025.
Jean-Michel PELLAT, *La matière et son éminence grise. Des expériences de mort imminente à l'énigme de la conscience*, 2024.
Roch MYLAN ETOU, *Honneurs à la mathématique, Regard épistémologique sur la mathématique*, 2024.
Pierre-Marie TEBEU, *Mes grands pas en gynécologie*, 2024.
Pierre-Marie TEBEU, *Mes grands pas en obstétrique*, 2024.
Sophie GUGLIELMONI, *Soutenir les mineurs isolés face au psychotraumatisme. Une éthique relationnelle à l'aide sociale à l'enfance,* 2024.
Marie-Caroline LAÏ, *Éthique, Intelligence Artificielle et santé. Pour la construction d'un cadre éthique opérationnel*, 2024.
Jacques JAUME et Nathalie RIVIÈRE, *L'Accompagnée*, 2024.
Éric BASEILHAC, *Mythologie du médicament*, 2024.
Mohamed Naceur KRIFI, *L'Homo-cobayeur. Expérimentations médicales* in*humaines*, 2024.
Olivier NKULU KABAMBA, *Le cancer et la sorcellerie. Narration d'un malentendu étiologique et clinique en médecine*, 2024.
Jacques JAUME et Nathalie RIVIÈRE, *Voyage au cœur du deuil,* 2023.

Laurane Gros

L'humanisation des soins infirmiers en réanimation

L'empathie des soignants et la résilience des patients

L'Harmattan

5-7, rue de l'École-Polytechnique – 75005 Paris

www.editions-harmattan.fr

ISBN : 978-2-336-52873-1
EAN : 9782336528731

Remerciements

À mes amies, qui m'ont accompagnées durant ces trois années de formations.

Aux infirmières qui ont jalonnées et guidées mon parcours d'apprentissage, et à celles qui m'ont initiée à l'humanisation des soins.

Table des matières

INTRODUCTION

Lorsque j'étudiais les sciences humaines à l'université, je passais la majeure partie de mon temps derrière un ordinateur. Au bout de trois années, ma curiosité était pour un temps assouvie. J'avais eu accès à un savoir très théorique et je voulais maintenant du concret, aller à la rencontre de l'humain. Le métier de soignant m'est apparu alors, et outre la curiosité de rencontrer l'humain et de m'enrichir de ces expériences, j'étais persuadée que la profession d'infirmière m'apporterait le sens que je cherchais dans ma vie professionnelle.

Ainsi, durant ma formation aux soins infirmiers, et notamment lors des nombreuses expériences vécues en stage, je me suis heurtée à la vulnérabilité des patients, et à mes propres réactions émotionnelles. Cela m'a conduite à observer, mesurer et adapter encore et encore ma posture face aux patients que je rencontrais, tous plus différents les uns que les autres.

Jusqu'à mon cinquième stage, je nourrissais le préjugé que j'allais peu à peu m'endurcir, et devenir moins sensible au contact des patients. Cependant, à force d'aller à la rencontre de l'autre pour mieux le comprendre, et d'ajuster ma prise en charge en conséquence, je me suis aperçue que c'était l'effet inverse qui se produisait : mes émotions devenaient plus intenses. Assez rapidement, j'ai réalisé que le lieu censé être le plus humain au vu de son exposition à sa fragilité, recelait surtout de potentiels et de réalités, déshumanisantes. Peu après, au décours d'un stage, j'ai découvert le projet d'Humanisation des soins[1] en service de réanimation adulte. Un concept qui s'est réactualisé dès le début des années 2020 avec la crise du covid 19. Le défi étant de proposer une prise en soin relationnelle adaptée malgré l'urgence et la technicité des soins. En l'expérimentant, il m'a semblé que cette humanisation était double, en touchant autant les patients que les soignants. Pour ma part en tous cas, j'ai eu le sentiment que ma capacité empathique se développait. Le patient avait lui, de son côté, plus de ressources pour faire face à son hospitalisation, puisque malgré les bruyantes machines, les tubulures envahissantes et l'environnement froid et impersonnel, des efforts étaient faits afin qu'il retrouve certaines de ses habitudes, et s'approprie davantage son expérience à l'hôpital.

Mon expérience de l'humanisation des soins a réuni plusieurs questions, visant à l'explorer davantage : quelles ressources avons-nous en tant que soignant, pour soulager la souffrance des malades, aider les patients à remettre du sens, à trouver en eux la force de résilience ?

Cette première interrogation m'a amené à questionner le rôle et la place de l'empathie dans l'humanisation des soins, et son importance dans la posture professionnelle des soignants. En revers, je me suis demandée comment la considération de la souffrance psychique et de la vulnérabilité des patients, impacte les affects des soignants. Et puis, plus basiquement, à quoi nous sert l'humanisation des soins infirmiers ? Joue-t-elle un rôle dans l'accroissement de la force de résilience des patients ? Nous confronte-t-elle en retour à notre vulnérabilité en tant que soignant ?

Toutes ces interrogations se sont finalement concentrées en une seule : en quoi l'humanisation des soins infirmiers

[1] Projet du CHI André Grégoire, récompensé par le grand prix ANFH 2018.

peut-elle influencer la résilience des patients et l'empathie des soignants, au sein du service de réanimation adulte ?

La description de situations vécues en stage me permettra dans un premier temps d'imager mon cheminement. Celui-ci sera ensuite abordé par l'établissement d'un cadre de référence, puis à travers l'enquête réalisée auprès d'infirmières expertes de l'humanisation des soins, et de réanimation. Suivront la restitution des résultats et leur analyse. Enfin, une problématique émergente questionnera l'articulation des concepts d'éthique et d'empathie dans les soins infirmiers.

I. DESCRIPTION DES SITUATIONS

Le 6 mars 2023, j'étais en stage depuis quelques semaines dans un service d'oncologie. J'avais eu le temps de me familiariser avec les soins et le fonctionnement du service. Je n'avais pas de tuteur attitré, et je pouvais prendre le temps de discuter ou simplement d'écouter mes patients au décours d'un soin. Et j'aimais prendre ce temps. C'était comme mettre les deux pieds dans la sphère personnelle de la personne pour y découvrir sa personnalité, plutôt que de mettre un pied ici et là et de repartir, contrainte par la charge de travail.

Ce matin-là, je prends en soin une patiente dont la maladie me touche particulièrement. Mme N venait de subir une laparotomie destinée à éradiquer les lésions d'endométrioses. Celles-ci avaient proliféré dans son abdomen et avaient évolué en cancer.

Je toque et entre dans la chambre double de Mme N. Les roues du chariot grincent dans la pièce silencieuse. Je pousse le matériel nécessaire pour un changement de pansement, jusqu'au lit côté fenêtre. Mme N a 47 ans, elle est recroquevillée en position fœtale dans son lit. Doucement, je l'informe de la raison de ma venue. Elle se redresse lentement en grimaçant. Son ventre, recouvert d'un grand pansement, est volumineux. Commençant le soin, je lui demande comment elle se sent. Mme N est découragée et démoralisée par la lourde intervention subie. Elle a quinze agrafes qui lui rayent le ventre à la verticale. Elle m'explique qu'elle ne sait comment faire face à la maladie même si elle a envie de guérir. Celle-ci lui parait insurmontable. Je slalome entre les agrafes avec mes compresses imbibées de sérum physiologique. Elle a peur de cette « maladie qui la bouffe de l'intérieur », me dit-elle. Je termine le soin, en m'interrompant pour recevoir son regard fatigué. Il me semblait comprendre l'émotion qui la rongeait, et ne sachant que répondre, j'ai décidé d'écouter et de considérer pleinement son ressenti. Le soin terminé, je me suis assise près d'elle. Mme N s'est alors mise à sangloter.

– « Je ne comprends pas ce que j'ai fait pour mériter ça... Vous savez, je me dis que même si je vais mieux, je ne saurais pas comment continuer à vivre normalement... Rien n'est plus pareil ».

Il m'a semblé ressentir la peur de la patiente. Elle n'arrivait plus à manger à cause d'une nausée permanente. Elle ne reconnaissait plus son corps. Son ventre, cet étranger, arborait quelque chose de monstrueux. C'était du moins ce que laissait penser sa façon de se regarder. Ses propres cellules se retournaient contre elle et la détruisaient à petit feu. C'est l'inconnu à l'intérieur de soi, pensais-je. Un combat contre soi-même.

J'ai peur moi aussi, et je lui serre la main. Je ne dis rien, mais ressens sa détresse. Dans une panique naissante, j'ai senti les larmes monter. Je me trouvais complètement démunie face à la souffrance qu'elle exprimait. Est-ce que je lui conseillais de voir la psychologue, comme j'ai entendu les autres infirmiers le faire pour d'autres patients, chaque fois que ces derniers exprimaient une souffrance psychique ? La psychologue est là tous les lundis et jeudis, et voit ses patients durant une quinzaine de minutes. Était-ce un accompagnement suffisant ? Je me demandais alors s'il n'y avait que les psychologues qui puissent accompagner cette souffrance, somme toute, humaine. Je voyais bien que c'était aussi une manière d'esquiver l'émotion que lançait le patient au soignant, et le temps demandé qui allait avec. La psy, c'était comme le joker qu'on sortait à toutes les manches.

Un silence s'installe. Mme N sanglote sans un bruit. Un instant, mon uniforme d'étudiante infirmière est tombée pour considérer en miroir Mme N au-delà de sa blouse de patiente. D'humain à humain. Je me demandais la regardant, comment accompagner ce type de souffrance psychique, spirituelle, humaine ?

– « Je suis sûre que ça ira mieux, ne perdez pas espoir. C'est normal d'avoir peur, vous avez subi une lourde intervention et votre corps vous le fait sentir. Mais cela ne veut pas dire que ça n'ira pas mieux », bredouillais-je. Je lançais un sourire chaleureux et compatissant, faute de mieux.

En sortant de la chambre de la patiente, je me suis demandé quelles ressources nous avions en tant que soignants pour soulager cette souffrance, pour les aider à remettre du sens, à trouver en eux la force de résilience. Il me semblait avoir été vidée de mon énergie en donnant cet espace d'écoute, en accueillant la souffrance brumeuse qui planait dans la chambre, et qui rendait l'ambiance si pesante. Je commençais à comprendre cet évitement que j'observais chez les autres infirmiers, lorsque le patient évoquait une douleur que les médicaments ne peuvent soulager. J'étais moi aussi soulagée de passer la porte de la chambre, de laisser cette souffrance derrière moi. Durant les heures qui suivirent, je me suis surprise à éviter d'y entrer à nouveau et de me confronter encore à cette souffrance palpable. Qu'est-ce qui en moi provoquait ce rejet ? J'ai pu identifier de la peur, un sentiment d'impuissance et d'étouffement par la souffrance de l'autre. Je me rappelle avoir pensé que proposer un espace d'écoute, d'intimité aux patients, rendait plus difficile la prise de distance. Pourtant, c'est humain ; et c'est justement pour être auprès de l'humain que j'avais choisi de devenir infirmière. Je ne voulais pas me retrouver à éviter l'humain derrière le patient et ainsi tomber dans cette prise de distance qui tend parfois à les réifier.

J'appris quelques jours plus tard que Mme N avait été transférée en réanimation, en raison d'un choc septique.

C'est dans ce service que je réalisais un stage quelques mois plus tard.

Lors de mon premier jour en réanimation adulte, le 28 août 2023, j'ai été surprise de découvrir comment les soignants s'adressaient aux patients comateux ou sédatés. Ils les prévenaient des soins effectués, comme s'ils étaient parfaitement conscients. Ils procèdent ainsi car ils ne savent pas avec certitude le degré de conscience d'un patient cliniquement inconscient. Cette attitude leur permet également de ne pas oublier qu'ils prennent en soin des humains, et non simplement des corps. La considération du patient allait au-delà du visible, jusqu'au ressenti impalpable. Cette relation à l'invisible, à cette incertitude, à l'humain tout simplement, ancrée dans le soin, m'a touché. J'ai trouvé que cela était plein de bon sens.

Les soignants me présentèrent leur service comme l'antichambre de la mort, ce qui au cours de mon stage, me fit réfléchir. Les patients de réanimation sont dans une étape charnière de leur vie. Ils sont vivants, mais ils ne pourront, pour la majorité d'entre eux, plus vivre comme avant. S'ils ressortent de l'hôpital, alors leur vie sera marquée de cette expérience que je découvrirais plus tard être traumatisante. S'ils décèdent, alors ce service aura été leur lieu de passage. L'humain, dans cette phase en sursis, est très vulnérable et vit un moment critique de sa vie. Et bien que ce service soit très technique, c'est la vulnérabilité humaine qui apparait au cœur du soin.

Un jour, en discutant avec les collègues infirmiers dans la salle de repos, j'appris que le service alimentait depuis quelques années le projet d'humanisation des soins. Ils s'intéressaient également au syndrome de stress post-traumatique provoqué par une hospitalisation en réanimation et organisaient des « cafés de la réa », lors desquels un ancien patient était invité à partager les bonnes comme les mauvaises expériences vécues avec les soignants. Ils ont adapté le règlement et les méthodes de travail afin de privilégier le confort et le bien-être des patients. Ils œuvraient à remettre l'humain au cœur du soin.

J'ai repensé à la situation de Mme N, est-ce que cette considération de l'humaine au-delà de la patiente aurait accru sa force de résilience ? Rapidement, je m'interrogeais également sur le réajustement de la posture soignante qu'implique l'humanisation des soins. Car au fil des jours passés dans ce service, je voyais ma posture changer. Il me semblait me désarmer peu à peu. Et puis en réanimation, il y a cette particularité par rapport aux services de salle des autres unités, de ne prendre en charge pas plus de trois patients. Parfois deux, parfois un seulement. La relation entre le soignant et le soigné a alors plus d'espace pour se développer.

J'ai vécu une autre situation qui a accentué mes interrogations à ce propos :

Nous sommes le 24 octobre 2023, mon stage en réanimation adulte touche bientôt à sa fin. C'est le deuxième jour de ma prise en charge de Mme D, et c'est le jour de l'arrêt des soins. J'ai appris à observer que même si le patient est plus ou moins inconscient, il y a quand même une relation qui se crée avec lui. Enfin, il me semble, car toute prise en soin est différente. Mme D est intubée depuis cinq jours, et elle est restée inconsciente malgré l'arrêt des sédations. Les résultats du dernier scanner ont permis à l'interne de diagnostiquer une mort encéphalique, bien que des doutes subsistaient concernant la persistance d'une ventilation spontanée. En entretien familial, l'extubation terminale fut donc prévue pour le lendemain, ce qui laissait également aux grands frères de la patiente le temps d'arriver. C'était également le dernier jour, pour que Mme D, une fois rapatriée dans son pays, puisse être enterrée dans le même cercueil que son bébé mort-né. Les frères sont arrivés le matin, pendant que nous faisions la toilette de la patiente avec S l'aide-soignante. Alors que je fermais les stores de la chambre et notait les constantes cardiaques et respiratoires, S mettait de la musique avec son portable. J'espérais que Mme D aime ce genre de musique. Nous la regardions, silencieuses, solennelles. Nous faisions une toilette au lit avec son savon, sa crème, hydratante, son déodorant, son parfum... Sa chambre fut bientôt parfumée avec les mêmes odeurs de sa salle de bain.

– « Elle était coquette » dit S.

J'acquiesçais avec un sourire, en regardant sa belle manucure. Mme D avait les cheveux très longs, tressés depuis son arrivée à l'hôpital. S voulut la recoiffer, pour la venue de sa famille. Je l'aidais. Nous avons pris notre temps, peigné et crémé ses cheveux afin d'en faire deux nattes reposant sur ses épaules. À la fin du soin, Mme D tachycardait à 200, alors que jusque-là sa fréquence cardiaque était stabilisée à 130 battements par minute. J'eus peur que Mme D s'en aille seule, avant que ses frères ne la voient. Je les ai menés rapidement jusqu'à la chambre de leur petite sœur. Les frères ne parlaient pas français, mais les regards que nous échangions étaient suffisants. J'ai toqué à la porte, sachant pourtant que Mme D était seule dans sa chambre, et nous sommes entrés. Les frères sont tombés à genoux. J'ai furtivement installé deux chaises et disparue. Il m'a semblé qu'aucun mot ne pouvait convenir dans cette situation. Je me suis sentie de trop, écrasée par le poids émotionnel qui s'est abattu d'un coup sur la chambre. En attendant que la famille soit prête à l'arrêt des machines de suppléance, j'ai relu plusieurs fois le dossier de Mme D, afin de clarifier les évènements qui ont précédé. Elle avait 22 ans et était à 36 semaines d'aménorrhées quand seule à son domicile, elle a fait une thrombose veineuse cérébrale. Dans les éléments qui ont été reconstitués au vu de son état, il semble qu'elle ait chuté, provoquant un hématome rétro-placentaire et la mort fœtale. Après la césarienne, elle fera un premier arrêt cardiaque qui nécessitera une hystérectomie d'hémostase. Mme D recevra en tout une trentaine de transfusions, globules rouges, plasmas et plaquettes confondus. Elle fera un second arrêt cardiaque alors qu'elle était opérée pour une résection d'un colon nécrosé. Les autres éléments que je connaissais sur sa vie grâce aux entretiens familiaux accentuaient mon sentiment d'injustice. Comment prendre de la distance, me demandais-je, face à une situation qui frappe si fort ?

Dans l'après-midi, le mari et les deux frères de Mme D viennent finalement vers nous. Ils sont prêts, mais je les regarde curieusement partir. Une émotion est montée en moi et j'ai interrogé l'aide-soignante S du regard. Nous sommes allées aussitôt vérifier si quelqu'un était resté avec elle dans la chambre. Mais il n'y avait personne. Je n'ai rien dit, mais j'étais triste et en colère. S dut le voir dans mes yeux car elle me dit que nous, nous serons avec elle. Durant le reste de la journée, les autres soignants de l'équipe vont me demander à plusieurs reprises si je vais bien. Pourtant je ne montre pas mes émotions, je me réfugie plutôt dans mon sourire. Nous entrons dans la chambre de Mme D. Il y a l'aide-soignante, l'infirmière, l'interne et moi-même. L'infirmière me demande de noter les constantes alors que l'interne éteint les machines. Là peut-être ai-je ressenti l'émotion qui m'a le plus interpellée. Car j'avais l'impression que la situation dépassait le cadre de mon travail dans lequel je me devais d'être professionnelle. Ainsi, je me suis vite délaissée de mon rôle de « soignant à la pancarte » en portant toute mon attention à Mme D.

J'avais conscience que ma posture n'était plus professionnelle, j'étais juste moi, pas l'étudiante infirmière. Toute la journée, j'ai voulu prendre un instant de recueillement auprès d'elle, sans oser. Ça ne me semblait pas approprié. Maintenant, l'infirmière et l'aide-soignante lui tenaient les mains. Moi aussi, j'aurais voulu lui tenir une main. Me laissant aller à mes émotions, j'exprime que je ne comprends pas comment ses proches ont pu décider de la laisser seule. Mais selon l'interne, ça peut se comprendre. Je vois dans sa posture qu'elle arrive à prendre beaucoup de distance, incarnant un semblant de légèreté. Cela me soulage car pour ma part, je me sens si lourde. Je me dis que je dois manquer d'ouverture d'esprit et apaise mon jugement. C'est ma première expérience d'arrêt des soins. L'extubation terminale est réalisée. Mme D tachycarde toujours à 130 mais elle désature progressivement. Et puis l'aide-soignante pousse un cri. Mme D a les deux bras en l'air, son corps est parcouru de spasmes, elle se tortille et reste un moment en torsion de l'épaule droite. C'est la première fois que je la vois bouger, il semble qu'elle soit de nouveau animée de vie, qu'elle lutte contre la mort. J'ai l'impression qu'elle est en colère, qu'elle ne veut pas mourir, comme si elle réalisait maintenant que c'était la fin. Mais apparemment, c'est la moelle épinière qui est en souffrance. Nous nous regardons avec l'aide-soignante, choquées et tristes. Regardant Mme D les mains en l'air, le dos tordu, je me dis qu'heureusement que sa famille n'est pas là pour voir ça. Il semblait qu'elle se débattait contre la mort. Pire, peut-être auraient-ils cru que c'était la preuve qu'elle était encore en vie. La situation aurait été encore plus difficile à gérer. J'avais sans doute pris les choses trop à cœur. Enfin, le tracé de sa fréquence cardiaque devint complètement plat. Ses mouvements cessèrent lentement. L'interne me demanda l'heure du décès : il était 16h33. Lors de la toilette mortuaire, l'infirmière me demandera encore si ça va. Je souris et réponds que oui, ça va.

– « Tu as le droit de dire non », me dit-elle.

Je le savais, évidemment. Mais si je disais non, il me semblait que j'allais éclater en sanglots aussitôt. Alors je gardais le sac de mes émotions fermé avec un sourire pincé. Je ne voulais pas fondre en larmes devant mes collègues. Je me suis surprise à souffler fort lorsque je me retrouvais seule, comme pour évacuer d'une manière ou d'une autre les émotions qui s'accumulaient. Au fond, je crois, je ne me sentais pas légitime à ressentir de la tristesse.

Le dimanche 29 octobre, toujours en service de réanimation, je prends en charge avec l'aide-soignante N, Mme B. Mme B a 19 ans. Elle est hospitalisée dans le service depuis plus d'un mois pour un arrêt cardiaque. Elle a souffert de nombreuses infections, ce qui a prolongé les sédations et l'intubation. Mais elle est apyrétique depuis deux jours et les sédations ont été arrêtées. Ce matin, c'est la première fois que je la prends en soin alors qu'elle est éveillée. Je toque et entre dans sa chambre. Mme B est recroquevillée en position fœtale, bien amaigrie depuis la dernière fois que je me suis occupée d'elle, il y a environ quatre semaines. Je l'appelle par son prénom, lui dit doucement que je vais ouvrir les stores. Nous échangeons un long regard. Puis je vois que sa chambre a été décorée. Il y a des photos d'elle et de sa famille. Un tableau qu'elle a peint. Il y a même un carnet de dessin. Les couleurs de ces décorations réchauffent et détonnent avec le bleu froid de la pièce. Je m'approche d'elle. Nous n'avons pas la mesure des atteintes neurologiques, les médecins évaluent encore son degré de conscience. Je lui parle, lui explique les soins à réaliser, et que nous allons faire un brin de toilette ensuite, avec l'aide-soignante qui vient d'entrer. Elle me regarde, me suis du regard. Je lui demande de me serrer la main si elle me comprend. Elle ne me la serre pas. Pourtant son visage est très expressif. Je vois qu'elle comprend quand je lui dis de ne pas toucher au tube qu'il y a dans sa bouche, qui lui permet de respirer. Elle tente de bouger, dans des mouvements raides et maladroits. Je l'aide à se réinstaller. Nous mettons de la musique en espérant que ça la détende. Il y a le livret de la biographie sensorielle[1]. Je le feuillète. Sa mère a écrit qu'elle a l'habitude de dormir en position fœtale. Je souris, c'est positif qu'elle reprenne de vieilles habitudes.

Lors de la toilette, je vois son visage se crisper de douleur. Elle s'agite, devient polypnéique, le respirateur sonne, ce qui doit ajouter à son anxiété. Je reprends sa main, lui demande de me la serrer une nouvelle fois si elle me comprend. Ses sourcils sont froncés, ses yeux expriment de la souffrance. Elle me serre fort la main. Mais j'ignore si elle me la serre en réponse à ma demande ou par souffrance. Nous la questionnons sur la cause de sa douleur, en espérant qu'elle fasse un geste qui nous fasse comprendre. Nous ne saurons pas. Alors je tente de l'apaiser. Elle bouge frénétiquement sa jambe droite. Je vois que ses muscles sont pris de spasmes. Peut-être a-t-elle des crampes. Je pose mes mains sur sa jambe et la masse doucement jusqu'à ce que les spasmes cessent. Sa fréquence respiratoire finit par se calmer, descend progressivement de 60 à 29 respirations par minutes. Ses traits se radoucissent. Elle s'endort. J'éteins la musique et nous sortons de la chambre.

Depuis ces expériences, ma façon de considérer le patient s'est modifiée. Je me suis mise à oser plus de proximité. Mais mes émotions aussi me semblaient plus

---

[1] Projet récompensé par le prix Hélioscope au Centre Hospitalier Intercommunal André Grégoire.

proches, plus grandes. Je pensais que le travail de soignant nous armait peu à peu, nous insensibilisait même, à force. Mais ce que j'observais plutôt, c'était que je devenais plus sensible, plus empathique. Mon cœur s'épluchait comme un oignon couche par couche. Il me semblait maintenant aller vraiment à la rencontre du patient, alors qu'avant je restais dans cette distance qui me protégeait, mais qui limitait aussi la compréhension de la personne que j'avais en face de moi.

L'identification, la posture, l'empathie, la rencontre du soignant avec le soigné...tout cela se bousculait un peu dans ma tête. Je me suis identifiée à ces trois patientes, et cela a réduit, et questionné aussi, par ricochet, la distance que je plaçais naturellement avec les autres patients. J'ai commencé à me sensibiliser aux cas qui d'ordinaire me touchaient moins, m'interrogeant sur un juste milieu, une sorte de considération équilibrée qui laisserait l'espace à l'humain derrière chaque patient de s'exprimer, acceptant que mes émotions s'amplifieraient aussi en conséquence. Car au fond c'est ça qui m'intéresse, ce pourquoi j'ai opéré un virage dans mon parcours professionnel : de quoi avait l'air l'humain dans les couloirs de l'hôpital.

II. CADRE DE RÉFÉRENCE

1. Réanimation adulte

Législation

Pour explorer mon questionnement, je vais dans un premier temps m'attacher à définir le contexte dans lequel il s'est implanté : le service de réanimation adulte. Le code de la santé publique, et le bulletin officiel n°2003-45 faisant suite à une série de décrets définit « le champ exact de la réanimation » et « ses règles d'organisations ». Afin de mieux définir les tâches des soignants au sein de ce service, je vais expliciter la distinction entre la réanimation, la surveillance continue et les soins intensifs. En effet, le décret précise que la réanimation comprend des soins intensifs et de la surveillance continue, mais qu'elle ne se résume pas à cela. La réforme hospitalière qu'il y eut à travers la loi n° 91-748 du 31 juillet 1991, fixe l'activité de réanimation comme une « discipline à part entière », nécessitant une « autorisation spécifique » quant au nombre de lits installés.

L'unité de surveillance continue prend « en charge les patients dont l'état et le traitement font craindre la survenue d'une ou plusieurs défaillances vitales nécessitant d'être monitorés ou dont l'état, au sortir d'une ou plusieurs défaillances vitales, est trop sévère ou instable pour permettre un retour dans une unité d'hospitalisation classique ». En outre, les patients sous assistance ventilatoire ne peuvent être pris en charge de manière prolongée.

Les soins intensifs ont, eux « vocation à prendre en charge les défaillances viscérales liées à une seule spécialité d'organe ». Le décret indique que si l'atteinte devient multiviscérale, « les patients doivent être transférés dans une unité de réanimation dans un délai ne pouvant dépasser 48 heures ». Ainsi, l'interdépendance de ces unités a conduit à légiférer sur un « principe de convention » à établir pour faciliter le lien entre ces disciplines. Ce sont des services d'hospitalisation de courte durée.

Les patients en réanimation

Définissons maintenant le type de patient que les soignants accompagnent en réanimation adulte. L'article paru en 2022 du professeur en sciences sociales Thomas Denise, de l'université de Lorraine[1], nous décrit le public cible. En se reportant à l'article R6123-33 du code de la santé publique, il précise d'emblée que le service de réanimation accueille des « patients qui présentent ou sont susceptibles de présenter plusieurs défaillances multiviscérales aiguës mettant directement en jeu le pronostic vital ». C'est de ce fait un des services où les patients décèdent le plus à l'hôpital. Par ailleurs, l'article R. 712-90 indique que ces défaillances viscérales aiguës sont de types circulatoires, rénales et respiratoires. Et pour pallier ces défaillances, l'article de loi nomme notamment le support hémodynamique, l'assistance rénale et la ventilation artificielle.

[1] Denise, T. (2022). « De la réanimation à l'accompagnement de la fin de vie : les répertoires pluriels de la prise en charge en médecine intensive réanimation », *Anthropologie & Santé* [En ligne], 24.

Différentes trajectoires de soins

Une autre notion importante apparait sous la plume de T. Denise : les différentes trajectoires de soins, curative et palliative, inhérentes au service de réanimation. Puisque les patients rencontrés sont dans un état critique, ces deux trajectoires peuvent s'interchanger très rapidement, nécessitant une réévaluation du projet de soin. Cela a implacablement des conséquences sur le remaniement des soins des soignants et la complexité de la prise en charge. La posture du soignant est amenée à évoluer très rapidement, pouvant impliquer une charge émotionnelle non négligeable. La trajectoire palliative est notamment définie par l'Organisation Mondiale de la Santé[1] (OMS) : ce sont « les soins prodigués en fin de vie, à partir du moment où les soins curatifs ne sont plus efficaces ou dès lors qu'une maladie est incurable ». Le soignant doit de plus intégrer dans sa posture les dimensions de « vie sociétale et spirituelle dans le projet de soin des patients en fin de vie ». T. Denise parle de la survenue d'une « temporalité incertaine », qui *in fine* questionne « la confiance des familles en l'institution médicale »[2], ainsi que l'accompagnement mis en place par les équipes soignantes. Il va plus loin en définissant les éléments qui viennent complexifier l'approche du soin dans cette trajectoire. Selon lui, un espace d'écoute est favorisé par une relation plus étroite à la famille du patient, dont découlent des émotions à l'évocation, par exemple, de son histoire de vie. Pour le soignant, ce nouvel espace peut l'amener à changer sa vision du malade, passant d'un « objet des soins » à « une

---

[1] En date du 5 août 2020.

[2] Denise T., op. cit.

personne sociale »[1]. Ce changement de vision implique un changement de la priorité des tâches : « les soins d'hygiène et de confort, tout comme le travail d'accompagnement des familles, viennent structurer la trajectoire du mourir ». Il s'agit aussi de « redonner du quotidien » avec par exemple les soins de la peau, des cheveux, du rasage « dans un contexte qui est précisément en rupture avec le cours normal de la vie individuelle ».

À l'inverse, en trajectoire de soin curative, le patient est amené à être considéré tel « un objet des soins » techniques. Selon une infirmière que l'auteur a interrogée, « cette mise à distance permet de ne pas s'attacher à tous les patients, et de se prémunir face au travail émotionnel ».

Ces trajectoires de soins qui se chevauchent, forment un challenge pour les infirmiers qui sont conduit à ajuster, adapter leur posture, selon la nature de la trajectoire, curative, ou palliative.

L'humain dans le soin intensif

Cette ambivalence inhérente au service de réanimation met en évidence la temporalité humaine, le caractère humain de la finitude et tous les sentiments, émotions et considérations spirituelles qui l'entourent. T. Denise met en relation la base de la prise en charge, à savoir le maintien de l'homéostasie à l'aide de machines, d'examens, de soins techniques, avec des répercussions psychologiques et émotionnelles influençant la représentation que le patient a de lui-même[2]. Pour mesurer et rétablir l'homéostasie du corps, les médecins disposent de dispositifs médicaux tels que : la ventilation artificielle invasive et non invasive, les

---

[1] *Ibidem*

[2] *Ibid.*

capteurs, les scopes (moniteur de surveillance cardiaque) associés à un cathéter artériel, les machines de dialyse, les électroencéphalogrammes et l'index bispectral (surveillance de la sédation) ou encore des systèmes de gestion de la température du patient. Ces technologies complexes de suppléance sont au cœur de la prise en charge en réanimation. Et cette prise en soin est à bien des égards, déroutante pour le patient et sa famille. En effet, contrairement à d'autres services, la famille n'est pas autorisée à être présente lors de l'admission du patient. Car ce dernier doit être techniqué par l'équipe et stabilisé sur les plans respiratoire et hémodynamique. L'image que le patient a de lui-même quand il se réveille et celle que ses proches ont de lui à la première visite, est ainsi radicalement altérée. Pour T. Denise, cela a des conséquences en termes de mal-être psychique et émotionnel.

La spécificité du service de réanimation implique pour les soignants, un contact avec le patient qui est de prime abord scientifique. À toutes ces machines s'additionnent de multiples échelles d'évaluation, comme le Richmond Agitation Sedation Scale (RASS), le Behaviour Pain Scale (BPS), le Glasgow, le Clinical Institute Withdrawal Assessment Routine (CIWA), mesurant les symptômes de sevrage alcoolique, ou en encore les grilles d'évaluation de la douleur. Le soignant est dans une action de mesure et de quantification pour adapter sa prise en charge. Pour les patients scopés, sédatés ou intubés, ce sont même les machines qui parlent à leur place, à travers les différents types d'alarmes. Quelle place est laissée à l'humain ? à l'exceptionnel ? au subjectif ? au hors norme ?

Ericbert Tambou Kamgue, docteur en philosophie, s'attache dans son article à mieux définir la place de l'humain[1] à l'hôpital. Ce dernier met en évidence le

[1] Tambou Kamgue, E. (2022). Humain malgré la maladie : pour une humanisation des pratiques de soin. *Praxis Filosófica*, (55), 115–130.

questionnement spirituel que peut rencontrer un patient à un stade critique de sa vie. Comment faire face à cette « déshumanisation » induite par toute la suppléance technique des patients en réanimation ? L'auteur stipule que la maladie justement révèle une condition humaine importante : la vulnérabilité. S'appuyant sur la pensée du philosophe Paul Ricœur, il précise que la vulnérabilité n'est pas une déficience. Il la dote d'une dimension existentielle en écrivant que « si la maladie se présente comme une expérience humaine, elle est aussi révélatrice de la vulnérabilité humaine ». Ainsi, pour lui, le prendre soin a la vocation de préserver l'humain souffrant de maladie. Dans sa vision, les soignants sont détenteurs de ce sens de l'humain. Dans cette idée, il fait la distinction entre faire des soins et prendre soin. Il écrit : « [le patient] attend de la bienveillance, de l'empathie, de l'attention, de la sollicitude de la part du soignant. Il souhaite qu'on le regarde non pas d'abord comme un malade mais comme un être humain. Ce que le malade désire avant tout c'est d'être soigné ; il attend qu'on prenne soin de lui. Mais alors, qu'est-ce que prendre soin du malade ? Est-il possible de faire des soins sans pour autant prendre soin ? ». Cette scission n'est pas sans rappeler celle des concepts « cure » et « care », émergeant avec les éthiques du care américaines[1]. L'auteur s'accorde avec l'infirmier et docteur en philosophie W. Hesbeen pour dire que le prendre soin est une expérience unique en fonction du patient à qui elle s'adresse. Est-ce que l'un se fait mécaniquement, et l'autre avec conscience ? Le prendre soin relèverait-il proprement du subjectif ? C'est-à-dire de l'humanité de chaque soignant ?

[1] Cf. Gilligan, C. (1982). In a different voice: psychological theory and women's development. Harvard University Press, Cambridge.

« C'est que le patient ne saurait être un objet que l'on manipule. C'est un sujet qui pense et qui souffre, il a besoin de relations personnalisées comme de ses potions ou de ses injections ».

Marie Delhaye et Françoise Lotstra[1]

2. La posture du soignant et du soigné

Déontologie du rôle infirmier

L'exploration du contexte du questionnement met en évidence la délicatesse et la multiplicité de la posture du soignant et du soigné. Celle-ci est mise en lumière dans le code de déontologie des infirmiers, d'après le décret n°2016-1605 publié le 25 novembre 2016. L'article R4312-3 stipule que « l'infirmer, au service de la personne et de la santé publique, exerce sa mission dans le respect de la vie humaine. Il respecte la dignité et l'intimité du patient, de sa famille et de ses proches. Le respect dû à la personne continue de s'imposer après la mort ». L'article premier du décret n°93-345 du 15 mars 1993, précise davantage ses missions en indiquant que « les soins infirmiers, préventifs, curatifs ou palliatifs sont de nature technique, relationnelle et éducative. [...] Ils ont pour objet [...] de protéger, maintenir, restaurer et promouvoir la santé des personnes ou l'autonomie de leurs fonctions vitales physiques et psychiques, en tenant compte de la personnalité de chacune d'elles, dans ses composantes psychologique, sociale, économique et culturelle ». En sommes, la loi nous dit que l'infirmière est dotée de rôles de multiples natures

[1] Delhaye, M. et Lotstra, F. (2007). Soignants... soignés, un rapport complexe. Une réflexion « chemin faisant » quant au statut émotionnel du soignant. Cahiers de psychologie clinique, no 28(1), 49-59.

(préventive, curative et palliative), aux missions plurielles (technique, relationnelle et éducative), avec divers objectifs (protéger, maintenir, restaurer, promouvoir la santé), et contraintes (état psychologique, social, économique et culturel).

Ma première pensée fut que l'infirmière est dans une posture complexe qui la contraint à s'adapter au patient dans une infinité de paramètres à considérer. Cette aptitude lui permet déontologiquement d'adopter un rôle adapté, avec les missions et objectifs qui lui sont propres, en fonction du patient. Cela demande une certaine dextérité et disponibilité à connaitre et comprendre l'autre. En effet, la prise en charge décrite par la loi est complexe et globale, elle nécessite de rencontrer entièrement le patient, dans tout ce qui fait son humanité. Le rôle infirmier se déploie dès lors pleinement dans la relation à l'autre. La relation de soin s'annonce comme « une rencontre de deux subjectivités »[1].

La rencontre du soignant et du soigné

Chaque nouvelle prise en soin commence par une rencontre. À l'instar du pacte de lecture que l'auteur passe avec son lecteur lorsque ce dernier lit les premières lignes d'un livre, la rencontre du soigné avec le soignant instaure une sorte de pacte de soin. Pour le soignant, il ne s'agit non pas d'informer le patient sur le genre littéraire, mais plutôt sur le type et la qualité du soin qu'il va proposer. Selon Eva Johanna Nitschelm, psychomotricienne de formation, « prendre le temps de rencontrer la personne, c'est déjà être dans le soin », car « le moment de la rencontre est essentiel, il a un impact dans la relation soignant-soigné et sur la

---

[1] Grimaldi A. (2004). *La relation médecin-malade. EMC référence*, Elsevier.

continuité des soins prodigués »[1]. Elle définit notamment cet instant comme une « rencontre de deux identités » qui nécessite pour le soignant de se mettre « en écho émotionnel ». Se mettre en écho émotionnel pour l'auteure, signifie faire abstraction de « ses propres convictions et attentes », pour être pleinement disponible à l'autre. Le prendre soin semble dès lors conditionné par la rencontre du soignant avec le soigné, et s'étend sur l'entièreté de la relation et non sur des moments de soins isolés. L'auteure souligne un autre point important. Elle indique que l'identité du soignant « est en perpétuelle évolution », car « chaque identité se nourrit de la rencontre des autres ». Il semble ainsi, que les soignants que nous sommes, les valeurs que nous incarnons, ne sont pas fixes, mais plutôt amenés à évoluer au fil de nos expériences, et de nos rencontres avec les patients. Cela demande une certaine ouverture à l'altérité et à l'idée que la relation de soin tissée avec le malade affecte le soignant d'une manière qui reste à définir. À quel point les patients que nous avons rencontrés ont construit le soignant que nous sommes aujourd'hui ? Dans cette rencontre, se dessine un échange, le soignant n'est semble-t-il pas seulement celui qui donne des soins, et le patient celui qui reçoit.

Marie Delhaye, psychiatre, et Françoise Lotstra, médecin spécialiste en neuropsychiatrie, nous permettent de mieux appréhender la posture émotionnelle du soignant. Elles questionnent en effet les tenants et les aboutissants de ce « développement vocationnel »[2]. Le soignant soigne-t-il pour se soigner lui-même ? Les auteures s'interrogent : est-

[1] Nitschelm, E. J. (2015). Soignant-soigné, trouver l'accordage pour entrer en résonance. Jusqu'à la mort accompagner la vie, N° 123(4), 47-54.
[2] Delhaye, M. et Lotstra, F. (2007). Soignants... soignés, un rapport complexe. Une réflexion « chemin faisant » quant au statut émotionnel du soignant. Cahiers de psychologie clinique, no 28(1), 49-59.

ce dans leurs blessures personnelles que les soignants puisent la compassion et l'empathie qui seraient bénéfiques à la fois pour le patient et pour lui-même ? L'empathie serait ainsi induite par l'expérience antérieure d'une souffrance plus ou moins similaire, qui eût le mérite d'ouvrir la personne sur le vécu subjectif et possiblement souffrant, de l'autre. Cela nous interroge sur la nature de l'empathie et sa façon de se déployer dans la relation de soin.

Enjeux relationnels

Divers enjeux se dessinent dans la relation entre le soignant et le soigné. Ceux-ci sont éclaircis grâce à un article de Therèse Psiuk, professeure à l'université de Lille[1]. Elle écrit que la relation entre le soignant et le soigné est « le fondement essentiel de la pratique des soins ». Il n'y a pas de soin sans relation. Cette relation permettrait aux soignants de s'adapter au patient pour mieux ou simplement le prendre en soin. En sommes, c'est la relation qui fait évoluer notre posture. T. Psiuk écrit que la relation, « comme le démontre M. Manciaux[2], [nous permet de] modifier nos pratiques en commençant par mieux observer, identifier, utiliser les ressources propres de ceux dont nous avons à prendre soin ». Il s'agit donc de saisir les ressources du patient qu'il ignorerait peut-être comme telles, et de lui rendre ses propres capacités d'action et de guérison. La relation motive donc une connaissance et une compréhension du malade. En cela, pour T. Psiuk, chaque soignant est un potentiel « tuteur de résilience » pour le patient. Un intermédiaire permettant au soigné d'identifier

---

[1] Psiuk, T. (2005). La résilience, un atout pour la qualité des soins. Recherche en soins infirmiers, N° 82(3), 12-21.

[2] Médecin pédiatre et professeur.

son chemin vers l'aller mieux. Ainsi, du côté des soignants, il y a un effort, un ajustement qui est fait. Tandis que le soigné est lui dans une phase d'attente relative et de vulnérabilité.

Si la relation soignant-soigné est porteuse de résilience, selon E. J. Nitschelm, elle est aussi porteuse de sens. Cette dernière, dans l'article cité plus haut, explicite pourquoi le patient a ce besoin de « trouver un sens » dans son vécu de la maladie, et comment le soignant, « par sa qualité empathique », va pouvoir l'accompagner. L'auteure met effectivement en évidence que ce besoin spirituel – le besoin de sens – prend d'autant plus d'importance lorsqu'il « est confronté à la fatalité de la maladie et de la mort », particulièrement lors d'une hospitalisation en réanimation. Et c'est justement grâce à cette empathie, que le soignant va pouvoir « observer, comprendre, voire à adopter la façon d'être du patient pour que celui-ci puisse le comprendre et le tolérer ». Chaque patient s'apparente dès lors à une énigme à résoudre, demandant de l'attention et de la curiosité. La relation doit être investie. E. J. Nitschelm introduit alors un concept tout aussi important : le rôle de l'identification dans la relation. L'identification serait étroitement liée à la capacité empathique du soignant, car selon l'auteur, ce n'est que dans une posture empathique « que le patient pourra s'identifier au soignant et qu'un lien de confiance pourra se créer ». L'auteure associe la survenue d'une relation de confiance à une identité commune qui émergerait grâce à l'empathie du soignant envers son patient. Cette empathie permettrait au soignant de s'identifier au soignant et ainsi de s'aligner sur le projet de soin que ce dernier propose. Cet espace commun se défini par le concept d'intersubjectivité. Le sens et la résilience constituent des enjeux de la relation soignant-soigné, et ils sont favorisés par la posture empathique du soignant envers le patient.

Pour cela donc, l'implication du soignant est nécessaire. Et cette relation propre au rôle infirmier n'est pas sans porter son lot d'obstacles. Ainsi, les écrits de M. Delhaye, F. Lotstra et T. Denise déjà cités, évoquent ces difficultés relationnelles. Delhaye et Lotstra ont interrogé les infirmières Cécile Bolly et Véronique Grandjean au sujet des émotions des soignants. Que ce soit de la colère, de la tristesse, de la peur, les deux infirmières évoquent des « émotions fortes » dont il faut pouvoir « se désencombrer ». Elles comparent certaines souffrances à des « passagers clandestins », soulignant par là qu'il y a des souffrances qui sont arrivées sans qu'elles s'en aperçoivent, et qui ne leur appartiennent pas. Ceci en fonction de notre histoire personnelle créé des mécanismes de défense qui « parasitent notre relation à l'autre ». L'empathie n'est donc pas qu'un outil voire une solution, dans certains cas, elle est un obstacle à la relation, puisque la porosité émotionnelle ou affective qu'elle occasionne peut devenir la raison d'une fermeture de la relation. Alors, pour alléger le poids émotionnel de certaines relations de soins, T. Denise évoque la primauté des tâches techniques qui permettrait une mise à distance utile pour « se prémunir face au travail émotionnel ». Nous passons dès lors du 'prendre soin' à 'faire des soins'.

Accompagnement thérapeutique : l'écoute et le toucher

La relation de soin n'est autre qu'une forme d'accompagnement thérapeutique, qui peut notamment se développer à travers l'écoute et le toucher. J'ai choisi d'explorer ce dernier en regard de ce que j'ai moi-même pu expérimenter lors de mes stages. Les effets de l'écoute et du toucher m'ont marqué car bien qu'ils m'aient semblés banales, ils revêtent une grande importance dans l'accompagnement que peuvent proposer les soignants. E. Tambou Kamgue, évoque les soins qui sont réalisés sans prendre soin, c'est-à-dire « sans porter une attention particulière à celui ou celle vers qui les soins sont prodigués »[1]. Prendre en soin selon lui, passe notamment à travers l'écoute, car « écouter c'est être disponible à l'autre, c'est un acte thérapeutique en soi ». L'auteur va plus loin en affirmant qu'écouter signifie mettre de l'humain dans le soin, dans la mesure où « celui qui est écouté se relie à la communauté humaine car la possibilité lui est donnée de faire connaître ce qu'il vit ». Pour Maurice Bellet, philosophe et psychanalyste, l'écoute guérie « la faute primordiale d'exister »[2]. Bellet explique que « cette faute-là est de n'être pas reçu en son être et donc de ne pouvoir ni recevoir ni donner. [...] Cette faute fait qu'on est sans cesse occupé de soi – puisqu'il faudrait d'abord avoir droit à naître »[3]. L'écoute soigne cette faute, qui transparaît dans la souffrance et dans la plainte, « puisqu'elle donne absolument, sans préalable, justification ni mérite, droit et pouvoir d'être là, en entier et sans peur »[4]. L'écoute ainsi, même si elle paraît anodine, permet de considérer l'humanité du patient et de le rattacher à une communauté qui dépasse toute culture. Cette écoute se manifeste dans « le souci que j'ai à l'égard de l'autre »[5].

Le toucher revêt aussi une dimension importante. E. J. Nitschelm reprend la notion de « distance » de Edward Twitchell Hall. Ce dernier est à l'origine du concept de proxémie, qui rassemble les distances intime, personnelle,

---

[1] Tambou Kamgue, E. (2022). Humain malgré la maladie : pour une humanisation des pratiques de soin. *Op. cit.*
[2] Bellet, M. (1995). *L'écoute*. Desclée de Brouwer, Paris, p. 27.
[3] *Ibid.*
[4] *Ibid.*
[5] Tambou Kamgue, E. (2022). Humain malgré la maladie : pour une humanisation des pratiques de soin. *Op. cit.*

sociale et publique[1]. Chez le patient, « cette distance induit un sentiment d'amour, d'acceptation ou de rejet, de refus »[2]. En effet, le toucher « implique la personne dans une dimension physique et émotionnelle »[3]. Mais qu'est-ce que cette proximité induit pour le soignant ? Quand un patient me touche, l'épaule ou la main par exemple, je suis touchée aussi car je ressens alors que ce dernier accueille pleinement la relation d'aide que je suis venue lui proposer. Je ressens une forme de reconnaissance et une confiance qui vient nourrir la relation de soin. Le toucher y semble accueillir et favoriser l'émotion. Il apparaît tel un prolongement de l'écoute dans la reconnaissance de l'humanité du patient.

> « L'écoute fait du soin un partage d'humanité car elle nous porte garante de l'humanité de l'autre qui souffre »
>
> Ericbert Tambou Kamgue

3. L'humanisation des soins infirmiers

Définition et historique

J'ai donc posé le cadre et les différents acteurs que sont les soignants et les patients à travers la relation et les enjeux qui sont à l'œuvre dans un contexte de soin. En filigrane de

---

[1] Delamarre, C. (2014). Chapitre 1. Proxémies. Alzheimer et communication non verbale Maladie d'Alzheimer et maladies apparentées. (p. 11 -27). Dunod.
[2] Nitschelm, E. (2015). Soignant-soigné, trouver l'accordage pour entrer en résonance. *Op. cit.*
[3] *Ibidem.*

ces questionnements et définitions, il y a le concept d'humanisation des soins infirmiers qui émerge. Le professeur T. Denise écrit dans l'article précédemment cité que « la volonté d'humanisation des soins de réanimation trouve son origine dans les années 1980 avec, entre autres, l'émergence d'initiatives collectives issues du corps médical ». Cette volonté s'est approfondie en 2005 avec la loi Leonetti, qui appuie les droits des malades et le cadre de la fin de vie. Cependant, selon l'auteur, les spécificités de la réanimation rendent « la discipline marquée par une culture de la survie qui continue de structurer l'organisation de la prise en charge ».

La récente crise sanitaire a remis au jour la nécessité d'humaniser les soins. C'est du moins dans ce contexte que Sophie Lasserre, responsable de l'humanisation des soins au sein de la Fondation de France, s'exprime : « Aujourd'hui, on a une médecine de pointe qui nous permet de vivre mieux et plus longtemps. Cette technique protocolaire, qui même si elle est très positive, déshumanise un peu le soin. La fondation de France [...] veut remettre de l'humain dans le soin, car on sait bien qu'il est essentiel et vital dans l'acte thérapeutique »[1]. La technologie médicale évolue, et les soignants interagissent avec les patients par des techniques et des machines qui reproduisent des résultats sans plus considérer parfois la personne singulière qui demeure derrière le patient. Le discours d'ouverture de Walter Hesbeen lors du congrès sur l'humanité du soin en 2004, compare le prendre soin au souci authentique de l'autre. À sa suite, Lise R. Talbot, directrice du département des sciences infirmières de la faculté de médecine de l'université de Sherbrooke, renonce à l'idée que la course à l'efficacité des soins réduise la part de l'humain dans la prise en charge. Pour elle, prendre en

[1] Interview sur l'humanisation des soins disponible via le site de la fondation de France.

soin est un art, « cet art se compose d'attitudes et de façons d'être » propres aux infirmières, « puisqu'il s'agit de fournir au patient tout ce dont il a besoin pour favoriser la réparation du corps et de l'esprit ». Tel que le décrit le décret de 1993 sur le rôle infirmier, la prise en charge infirmière doit reconnaitre la personne dans sa globalité. Selon Lise Talbot, le « prendre soin est possible à la condition de considérer l'autre avec amour et d'accepter la complexité, l'individualité et le caractère unique de cet autre dans un lien de relation d'aide ». Le philosophe humaniste E. T. Kamgue lui, écrit que « pour que les hôpitaux puissent s'humaniser, il est important que la dignité humaine et la primauté de l'être humain constituent des repères fondamentaux pour les soins en leur sein »[1].

> « Trouver un sens à ce que l'on fait est le défi de la nouvelle éthique au travail »
>
> W. Glaser

Humanisation des soins infirmiers en réanimation adulte

Outre les défis actuels évoqués notamment lors de ce congrès sur l'humanité du soin, à savoir « la notion de productivité », les « exigences de rapidité et de performance » ou encore « l'obligation de toujours faire plus avec moins » (cf. L. R. Talbot), le service de réanimation représente un défi à lui tout seul du fait de ses spécificités. Le professeur T. Denise explique que les patients de réanimation sont « noyés sous les machines »[2], et qu'ils subissent, comme leur famille à leur entrée dans

[1] Tambou Kamgue, E. *Op. cit.*
[2] Denise, T. *Op. cit.*

leur service, « un dépaysement ». C'est en ce sens que E. T. Kamgue assure que « l'accueil du malade et de sa famille est un facteur indispensable pour humaniser les soins et les structures de soins »[1]. L'humanisation des soins infirmiers se fait dans les actes qui s'efforcent de redonner une saveur connue et familière au quotidien des patients de réanimation.

L'équipe de réanimation du Centre hospitalier Intercommunal André Grégoire de Montreuil est à l'origine d'un projet datant de 2013, s'intitulant : « Humanisation des soins en réanimation, penser la réa autrement », et qui a motivé le soutien de la fondation de France[2]. À l'occasion d'une réunion d'équipe, le docteur Vincent Das, chef du service, exemplifie ces gestes soignants porteurs de l'humain. Le service a en effet repensé la prise en soin et son règlement pour privilégier le bien-être du patient et adoucir son expérience d'hospitalisation. Cette dernière en effet a été identifiée comme source d'un stress post-traumatique. Le Dr. Das donne quelques exemples de ce dont les patients de réanimation peuvent se plaindre : les discussions des soignants entre eux au pied du lit sans le considérer ; la peur et le stress liées aux machines, aux bruits et à la lumière artificielle ; le manque d'intimité ; le peu de visite autorisée ; ou encore la douleur et la gêne liées aux manipulations corporelles des soignants. Par ailleurs, le Dr. Das souligne que si la stratégie défensive des soignants réside dans une forme de détachement, alors il y a un risque de déshumanisation des soins. En effet, dans cette forme de mise à distance, le patient est considéré comme un objet de soin, qui conduit le soignant à se désidentifier des besoins des patients et de la famille. Il y a alors une forme de rupture dans la relation de soin. Afin de pallier ces problématiques

---

[1] Tambou Kamgue, E. *Op. cit.*

[2] Grand Prix ANFH 2018, Premier Prix Hélioscope-GMF2019

au sein du service, diverses initiatives ont été prises pour améliorer l'expérience des patients :

- Moins de bruits nocturnes et davantage de lumière naturelle.
- Introduction de massage et de musique lors des soins de nursing.
- Personnalisation de la chambre par des effets personnels du patient (tableau, photos...).
- Attention portée à l'intimité du patient.
- Focaliser la discussion sur le patient en sa présence.
- Élargissement des horaires de visites, accueil et espace dédiés aux enfants, mallette MAEVA[1].
- Stimulation basale adulte : attention portée aux expériences sensorielles des patients.
- Biographie sensorielle : recueil de données des habitudes de vie du patient par la famille pour mieux le connaitre, et pour permettre aux soignants de recréer un environnement et une routine similaire.
- Formation au toucher thérapeutique...

La liste n'est pas exhaustive, et il est intéressant de préciser que des initiatives ont également été mises en place pour les soignants afin d'améliorer leurs conditions de travail : une salle de détente avec fauteuil massant, des groupes de paroles, ou encore l'aménagement de la salle de repos. Les soignants ont pris l'habitude de toujours s'adresser au patient et de le prévenir des soins effectués même quand ce dernier est intubé et sédaté. Cela leur permet de ne pas traiter le patient comme un objet de soin, ou comme un corps à manipuler et à réinstaller. Certaines infirmières appellent les patients par leur prénom, pour créer plus de proximité et favoriser la relation de confiance. Les mesures prises mettent en évidence une prise en soin plus empathique du patient, c'est-à-dire qui considère son

[1] Cf. Mallettemaeva.com

vécu subjectif, en favorisant son intimité et un certain espace de vie.

Empathie, le concept

Ces initiatives concrètes d'humanisation des soins révèlent l'importance de l'empathie du soignant. En effet, dans la continuité de la rencontre entre le soignant et le soigné, l'humanisation des soins nécessite pour le soignant de tenter de comprendre l'humain derrière le patient. Est-ce que l'empathie se résume et se réduit à savoir se mettre à la place de l'autre ? Selon Edith Simon, cadre de santé et formatrice à la Croix-Rouge française, l'empathie contribuerait à « l'inscription d'un individu dans la société, dans le sens où celle-ci favoriserait la solidarité et les comportements altruistes entre humains, et l'intériorisation par ceux-ci des normes sociales »[1]. L'empathie recouvre une dimension sociale qui facilite et favorise les interactions humaines. Ce serait semble-t-il, l'une de ses nombreuses facettes. Pour préciser sa définition, E. Simon argumente la définition qu'ont établie différents auteurs, notamment celle de Mucchielli[2], indiquant que l'empathie est un « effort de décentration par rapport à soi pour entrer dans l'Univers de l'Autre et le comprendre humainement »[3]. Cet effort se réalise grâce à de « l'attention » et de la « motivation », d'après J. Decety[4].

[1] Simon, E. (2012). Empathie. Dans Formarier, M. et Jovic, L. (dir.), Les concepts en sciences infirmières 2ème édition. (p. 168 -171). Association de Recherche en Soins Infirmiers.
[2] Mucchielli (R), L'entretien de face à face dans la relation d'aide, Ed. ESF, 1995 14e tirage.
[3] Simon, E. (2009). Processus de conceptualisation d'« empathie » Recherche en soins infirmiers, N° 98(3), 28-31..
[4] Decety (J), L'empathie est-elle une simulation mentale de la subjectivité d'autrui ? dans L'empathie, 2004, p. 30.

Ceci donne à l'empathie un caractère actif, résultant d'un choix. Selon le même auteur, « l'empathie conjugue une réponse affective envers autrui impliquant parfois mais pas toujours un partage de son état émotionnel, et une capacité cognitive de prendre la perspective subjective de l'autre personne ». Gérard Jorland, philosophe, soutient lui aussi cette composante cognitive de l'empathie. Il écrit que « l'empathie est une relation cognitive », « alors que la sympathie est une relation affective »[1]. Ce dernier, pour mieux la conceptualiser, distingue en effet l'empathie de la sympathie. La « sympathie serait comprendre les sentiments d'autrui », et l'empathie irait bien au-delà, ce serait « se projeter en imagination de sorte à ressentir effectivement les sentiments d'autrui ». L'empathie relèverait alors de l'intention et de l'attention, de la motivation et de l'imagination. L'ayant définie ainsi, G. Jorland s'étend ensuite sur la fonction de l'empathie, qui permettrait de « nuancer notre point de vue » pour mieux « comprendre les autres ». Ceci rendrait les soignants plus « tolérants et bienveillants », là où la sympathie a pour fonction « de créer des liens affectifs, de partager ses émotions, d'établir des solidarités ». L'auteur reprend la théorie de Freud, qui assimilait aussi l'empathie à une relation cognitive, tout en la différenciant du processus d'identification. L'empathie nous apparaît telle une compétence, car elle est présentée comme une capacité objectivée. E. Simon décrit le processus empathique : « L'empathie sous-entend la relation, [...] se produit à différents degrés d'exactitude, [...] a des dimensions temporelles limitées à l'instant présent, [...] nécessite de l'énergie qui varie en intensité, [...] implique l'objectivité, [...] exige d'être exempt d'un jugement de valeur ou d'une

---

[1] Jorland, G. (2006) . Empathie et thérapeutique. Recherche en soins infirmiers, N° 84(1), 58-65.

évaluation »[1]. L'empathie nécessite de se réaliser en toute conscience, et demande du temps, de l'énergie, et de l'espace, des ressources qui ne sont pas toujours évidentes à rassembler pour les soignants.

L'empathie des soignants

L'application de ce concept dans le contexte de soin n'est pas évidente. E. Simon le met en lumière lorsqu'elle écrit que « dans le champ des soins infirmiers, il y a controverse quant à la nature, et à la pertinence de l'empathie dans la pratique infirmière »[2]. G. Jorland lui, explicite ce que l'empathie du soignant induit dans un contexte de soin. Il « s'agit, pour le personnel soignant, de ne pas s'occuper seulement de la maladie du sujet mais aussi du sujet de la maladie »[3]. Selon certaines enquêtes, il indique « que plus les infirmières font preuve d'empathie, moins les patients sont anxieux, dépressifs ou furieux ». En effet, l'empathie favoriserait « le traitement thérapeutique », et faciliterait « la relation thérapeutique ». Il écrit qu'en « faisant l'effort de comprendre leurs patients, les infirmières se facilitent la tâche ». M. Delhaye et F. Lotstra vont plus loin encore dans la description de l'empathie soignante. Elles décrivent le cheminement empathique du soignant par différentes étapes. Les auteures parlent en effet d'un premier stade, celui de « l'immersion »[4], faisant l'objet d'une empathie souffrante. Elles nomment un deuxième stade, celui de « la

---

[1] Simon, E. (2009). Processus de conceptualisation d'« empathie ». *Op. Cit.*

[2] Simon, E. (2012). Empathie. *Op. Cit.*

[3] Jorland, G. (2006) . Empathie et thérapeutique. *Op. Cit*

[4] Delhaye, M. et Lotstra, F. (2007). Soignants... soignés, un rapport complexe. Une réflexion « chemin faisant » quant au statut émotionnel du soignant. *Op. Cit.*

mise à distance » et un troisième : « la maturation ». Dans le stade d'immersion, au début de sa carrière, le soignant se confronte pour les premières fois « brutalement aux patients et aux pathologies lourdes ». Ce qui exacerbe ses affects et le déséquilibre dans une sorte de « pseudo-empathie » qui ne fait que le submerger émotionnellement. Pour les auteures, c'est une phase subjective et égocentrique, ou le moment de ce qu'elles appellent « l'empathie souffrante ». Face à cette souffrance émotionnelle, elles ont observé un repli émotionnel dans le deuxième stade, celui donc de la mise à distance. Le soignant réduit la relation avec le patient en se concentrant uniquement sur les soins techniques. Le « discours rationalisateur qui tient le tragique à distance » lui permet de se professionnaliser. Le soignant est dans l'évitement des affects et du vécu subjectif du patient pour préserver son propre équilibre émotionnel et pour se concentrer sur l'acquisition de compétences. Vient enfin le stade de la maturation, quand le soignant équilibre sa posture entre les deux premiers stades, qu'il apprend à maîtriser ses affects et à mesurer son implication. Pour l'auteure, cette vision empathique de la relation de soin permet de mieux envisager la « dimension psycho-émotionnelle » du patient, qui ferait partie, tout comme « la dimension technoscientifique de la thérapeutique », « du geste qui sauve ». La compétence empathique semble être le fruit d'un long cheminement, à travers lequel le soignant apprend à se connaître en tant que tel, et à construire sa posture afin de considérer toujours plus largement le patient qu'il a à prendre en charge, tout en apprenant à se protéger.

La résilience, le concept

J'ai été amenée à m'interroger sur le concept d'empathie pour étudier comment il impactait la posture soignante, mais aussi et surtout pour étudier les effets qu'une telle posture a dans la relation de soin et sur la résilience des patients. Avant d'en arriver là cependant, je vais faire comme pour l'empathie, un état des lieux sur le concept de résilience, non moins foisonnant. Le médecin et professeur Michel Manciaux, dans son article, explore les définitions et les intérêts de ce concept pour comprendre une autre condition de la vie humaine : après la vulnérabilité, la résistance. C'est effectivement la signification première de son étymologie. Les anglo-saxons ont appliqué ce terme aux sciences humaines au XXe siècle. Ainsi, « la résilience résulte de l'interaction entre l'individu lui-même et son entourage, entre les empreintes de sa vie antérieure et le contexte du moment en matière politique, économique, sociale, humaine. Elle résulte aussi de l'interaction entre facteurs de risque et facteurs de protection »[1]. La résilience désigne ainsi le contexte social et sociétal qui gravite autour du patient et qui va définir sa capacité à résister aux épreuves de la vie. Elle implique de ne pas considérer l'individu seul, mais bien comment il s'inscrit et évolue dans un milieu social, familial et sociétal. Dans son livre Si c'est un homme, Primo Levi associe la résilience à « la faculté [...] de secréter une coquille, de dresser autour de soi une fragile barrière de défense, même dans des circonstances apparemment désespérées »[2]. Il soulignait déjà que cette faculté de résilience était « un phénomène stupéfiant qui demanderait à être étudié de près »[3], et il la caractérise juste après comme « un précieux travail d'adaptation, en partie passif et inconscient, en partie actif ». Le concept de résilience nous apparaît aussi

---

[1] Manciaux, M. (2001). La résilience Un regard qui fait vivre. Études, Tome 395(10), 321-330.

[2] Levi, P. (1988). Si c'est un homme. Traduit par Martine Schruoffeneger, p. 84.

[3] *Ibidem*

ambivalent que celui de l'empathie, car celui-ci se joue aussi à différents niveaux, qu'ils soient conscients et inconscients pour l'un (la résilience), ou imaginatif et objectif pour l'autre (l'empathie). M. Manciaux appuie ce point en soulignant le caractère mouvant et évolutif de la résilience : celle-ci « n'est jamais absolue, totale, acquise une fois pour toutes. Il s'agit d'une capacité qui résulte d'un processus dynamique, évolutif, au cours duquel l'importance d'un traumatisme peut dépasser les ressources du sujet ». Il ajoute de plus que la résilience « est variable selon les circonstances, la nature des traumatismes, les contextes et les étapes de la vie. Elle peut s'exprimer de façons très variées, selon les différentes cultures ».

Après ces éclairages, l'enjeu principal pour les soignants d'élever la résilience chez les patients apparaît : créer et mobiliser des ressources qui leur appartiennent.

La résilience des patients

Qu'est-ce que les soignants ont à offrir aux patients en termes de potentiels de résilience ? M. Manciaux approfondit la question : « La résilience nous convie, en effet, à changer notre regard sur ceux qui sont confiés à nos soins, dont nous avons à prendre soin ; à élargir notre réflexion et notre action à leur environnement social et matériel, à leur cycle de vie, à leurs conditions et modes de vie, et ceci dans une démarche où le respect, l'empathie doivent se conjuguer avec de sérieuses connaissances sur les ressources — trop souvent méconnues, inexploitées — des êtres humains confrontés aux dures réalités de l'existence »[1]. Ainsi, cette recherche de ressources inhérentes au patient semble se faire à travers une

[1] Manciaux, M. (2001). La résilience Un regard qui fait vivre. *Op. Cit.*

considération globale de la personne, qui nécessiterait un minimum de connaissances sur le type de ressources à mobiliser. C'est donc la considération des composantes des ressources du patient qui nous conduit à envisager sa résilience. Cette observation du patient comme un être complexe, constitué des différentes couches familiales, sociales ou culturelles conduit M. Manciaux à valoriser le « regard empathique ». Ce regard serait « valorisant », et aiderait la personne « à croire en elle, à renforcer son estime de soi, à porter sur elle-même un regard plus positif ». Thérèse Psiuk va effectivement dans ce sens, quand elle écrit notamment que la considération de la résilience « nous conduit à positiver notre regard sur autrui et comme le démontre Michel Manciaux à modifier nos pratiques en commençant par mieux observer, identifier, utiliser les ressources propres de ceux dont nous avons à prendre soin »[1]. Ceci passe notamment par une compréhension de la souffrance psychique du patient. L'auteure souligne que ce dernier, se sentant « respecté dans son expression et compris dans sa souffrance psychique pose également un autre regard sur le soignant ; un lien de confiance s'établit et nous savons que cette relation est indispensable pour pouvoir construire ensemble ». Pour T. Psiuk, la résilience est un processus en deux temps : la stratégie d'adaptation précède la stratégie de reconstruction. Elle met notamment l'accent sur l'importance de recueillir les habitudes de vie du patient afin de l'accompagner au mieux durant la phase d'adaptation puisque le déroulé de celle-ci définira sa phase de reconstruction. Ainsi, cette considération empathique de la résilience enrichit la relation entre le soignant et le soigné et semble au cœur de l'humanisation des soins.

[1] Psiuk, T. (2005). La résilience, un atout pour la qualité des soins. Recherche en soins infirmiers, N° 82(3), 12-21.

III. ENQUÊTE

1. Méthodologie de l'enquête

Ainsi, pour explorer le lien entre l'humanisation des soins, l'empathie des soignants et la résilience des patients, j'ai mené une enquête qualitative. Quatre entretiens ont été réalisés en présentiel, avec des infirmières de réanimation polyvalente sensibilisées au concept de l'humanisation des soins. Je souhaitais recueillir leurs pratiques, leurs ressentis sur la posture empathique et leur point de vue sur la résilience des patients. Estimaient-elles que la capacité à comprendre le patient puisse avoir un impact sur sa résilience ? Car il me semblait que là était le cœur de l'humain dans le soin. L'objectif étant d'étudier en quoi l'humanisation des soins affecte l'empathie des soignants et la résilience des patients en réanimation. En effet, comment ces concepts interagissaient-ils entre eux ? En quoi étaient-ils interdépendants ? Il m'intéressait aussi de savoir si leur posture soignante évoluait avec ces soins qui privilégient l'humain.

Le guide d'entretien, visible en annexe[1], fut ainsi composé de quatre thèmes, explorant tour à tour : le profil de l'infirmière et son expérience en réanimation polyvalente, le concept d'humanisation des soins, l'empathie des soignants et la résilience des patients. Les sections suivantes reporteront les résultats par thème, pour en venir par la suite à l'analyse des résultats. Les entretiens

[1] Cf. p. 82

ont été enregistrés et retranscrits dans les annexes B[1], C[2], D[3] et E[4], pour être aisément exploitables. Les noms employés ont été modifiés afin de préserver l'anonymat des infirmières participantes.

2. Restitution des résultats

Expérience en réanimation polyvalente

Anna a 25 ans de réa. Elle n'a connu que ce service. En réanimation, elle aime le « côté technique », le fait qu'« il n'y a aucune journée qui se ressemble », qu'il y ait de « l'action ». Paradoxalement, le fait de pouvoir prendre son temps en ayant « deux-trois patients » favorise selon elle une meilleure prise en charge. Elle apprécie également le travail en binôme avec l'aide-soignante, qui favorise une prise en soin de qualité en duo.

Chloé a 8 ans d'expérience. Elle n'a connu que le service de réanimation également, et ne se « voyait pas faire autre chose ». Comme Anna, Chloé a été attirée par le côté « très technique » de la réanimation.

Justine a 12 ans d'expérience en réanimation. Malgré une première année difficile avec des soins compliqués qu'elle ne connaissait pas, Justine se réjouit de cette « rigueur » et de cette « organisation » acquises qui lui « assurent une sécurité » du patient.

Avec 4 ans d'expérience, Clara aussi n'a fait que de la réanimation. Elle est jeune diplômée. Elle a choisi ce

[1] Cf. p. 84
[2] Cf. p. 97
[3] Cf. p. 110
[4] Cf. p. 125

service car il lui semblait très complet, au niveau des « soins de confort, le relationnel, les soins techniques, l'urgence ».

Humanisation des soins

La formation à l'humanisation des soins, qui est intervenue au milieu de la carrière d'Anna, dans les années 2010, lui a permis de mieux comprendre, et « d'approfondir les choses qu'elle faisait déjà ». Elle approchait naturellement le patient par le « toucher », et l'explication du principe de la stimulation basale, a renforcé son importance à ses yeux. Elle estime que « ça rassure » les patients. Ce contact n'est pas forcément utile, notamment lorsqu'elle « pose la main sur eux quand [elle] leur explique quelque chose ». Elle dit que cette approche est encore « plus importante » pour les patients conscients, supposant qu'elle a la même approche avec les patients inconscients. Aussi, grâce à la formation, elle communique davantage avec le patient en expliquant précisément le soin effectué. Elle lui précise par exemple de quel côté elle va le tourner pour réaliser des soins de nursing, alors qu'elle ne pensait pas à le faire avant. Elle s'est sensibilisée à l'importance de bien « situer » le patient « dans l'espace ». Elle a également accentué la manière dont elle préservait l'intimité du patient, en fermant la porte, les rideaux, en toquant à la porte quand les stores sont fermés. L'humanisation des soins lui a fait conscientiser que dans chacun de ses gestes, il pouvait y avoir une conséquence chez le patient qu'elle ne soupçonnait pas forcément, et qui était indépendant de sa volonté. Anna se dit « sensible de base », et ne rapporte pas de charge émotionnelle en plus après la formation. Concernant le fait de s'identifier à un patient, elle parle plutôt de « transfert ». Le fait de se mettre à la place d'une patiente et de s'identifier à elle, complexifie la prise en charge. « Tu peux plus facilement craquer », me dit-elle. Cependant, elle ajoute qu'elle va faire mine de rien durant la prise en charge, et qu'elle va « craquer après ». Concernant le fait de s'impliquer tout en gardant une juste distance, elle cite l'exemple d'un patient souffrant d'un delirium tremens : l'implication dans le soin est difficile quand le patient lui-même refuse le soin, se montrant « violent » et « agressif ».

Avant la formation à l'humanisation des soins qui a duré « trois jours », Chloé rapporte qu'elle « ne se préoccupait pas tant que ça finalement, du bien-être du patient ». Elle exemplifie : « on avait tendance à pas forcément fermer les portes », « les stores lors des soins », « on avait tendance à mettre de la musique quand on faisait les toilettes, pour les patients intubés et sédatés ». Lors de la formation, elle a expérimenté « l'approche expérientielle » : elle a été mise à la place du patient, contentionnée, et remontée dans le lit avec la méthode qu'ils utilisaient dans le service, c'est-à-dire en inclinant le lit vers l'arrière pour mieux faire glisser le patient. Elle s'est dit que c'était « terrible » et que « plus jamais » elle ne le referait. Elle a découvert que certaines de leurs pratiques pouvaient se montrer « anxiogènes » pour les patients, qu'elle n'avait « peut-être pas les bonnes pratiques finalement », et qu'à partir de cette formation, elle a « plus fait attention aux ressentis du patient ». Cette formation lui a « donné envie de s'impliquer encore plus dans ce travail-là ». Elle mentionne la « stimulation basale », qui était à l'origine utilisée en réanimation néonatale. Concernant l'implication émotionnelle, elle dit « qu'en réanimation, on a tendance un peu à se blinder », « que bizarrement, on peut penser qu'au fur et à mesure des années on se blinde encore plus, mais moi je vais dans le sens inverse des autres ». Elle explique cette réduction du blindage par l'accumulation de ses ressentis face aux décès et à la souffrance des patients autant que des familles, qui à un moment, explose. Elle estime avoir fait une erreur en se blindant dès le départ, car cela ne lui a pas permis de « sortir les émotions ». Pour Chloé, la famille est plus émotionnellement difficile à gérer que le patient. Elle dit que le relationnel avec le patient, a un côté « rationnel », contrairement au relationnel avec la famille, qui est plus « hors cadre ». Ce relationnel avec la famille est cependant au cœur de l'humanisation des soins, avec la « biographie sensorielle », qui retranscrit « les habitudes de vie du patient ». Il y a un lien qui se tisse avec la famille autour du patient pour améliorer mutuellement sa prise en charge. Chloé, parle aussi de « transfert » plutôt que d'identification. Elle cite un cas qui l'a marqué, et explique comment elle s'est effondrée avec la famille quand la patiente est décédée, lui faisant revivre le décès de sa grand-mère. Encore une fois, c'est la gestion émotionnelle avec la famille qui lui a paru le plus difficile. Elle dit à ce propos, que la juste distance « est vraiment difficile à trouver ».

Au premier abord, pour Justine, l'humanisation des soins ne s'assimile pas à des soins de bien-être, mais permet de « recentrer le patient au centre du soin, et [de ne] pas mettre des soins sur un patient ». « Ça commence par des trucs basiques » que Chloé et Anna ont déjà cités. Justine ajoute l'attention portée à l'alimentation à travers la collaboration avec la diététicienne, à la communication avec la famille, pour retranscrire des habitudes de vie (sommeil, style de musique, hobbies…). Communiquer lors des soins, et « faire participer au maximum » le patient dans la mesure du possible, est essentiel dans sa pratique. Elle parle également des « soins du corps » : les « massages », shampoings « avec leurs propres produits », « on coupe les cheveux », « on essaie de raser » … Ce « côté esthétique » permet aux patients de se réapproprier leur corps « petit à petit ». La collaboration avec la famille passe aussi par « rendre l'environnement un peu plus accueillant », notamment par la personnalisation des chambres avec des photos. Pour tous les exemples que Justine me donne, elle insiste sur le fait qu'elle les applique toujours dans la mesure du possible, qu'ils essayent. Et pour savoir si c'est possible, il faut pouvoir communiquer efficacement avec le patient. La communication verbale ou non verbale est très importante pour elle, car « sans communication, tu n'as pas d'humanité ». Justine pense qu'en tant que soignant, on se forge « une carapace », et que cette carapace, on peut soit la garder, soit la laisser tomber peu à peu, et alors dans ce cas, « forcément ça t'affecte », que la situation soit positive ou négative. Justine rappelle qu'avant d'être soignant, nous sommes humains et nous avons nos failles et notre personnalité, et que cela « joue dans la relation que tu vas instaurer avec ton patient ». Elle ajoute que ceux qui « auront une carapace, ne vont pas tisser de liens avec leurs patients ». Justine dit qu'elle est surtout impactée émotionnellement positivement par l'humanisation des soins, dans le sens où elle se sent plus « légère » quand elle parvient à adoucir la situation du patient qui se trouve hospitalisé en réanimation, donc porteur d'une pathologie lourde, et devant faire face à des soins invasifs. Remettre de l'humain apporte de la légèreté et améliore le bien-être du patient, ce qui lui procure un sentiment de reconnaissance et d'utilité autre que dans les seuls soins techniques. Elle rapporte qu'il y a des patients auxquels elle s'identifie plus que d'autres, et cela se traduit dans la relation de soin par plus d'investissement et de compréhension. Comme Anna, cette relation de soin ne sera pas favorisée avec un patient « aigri » qui n'aura pas envie de la voir. Concernant la juste distance, elle hésite. Avec le temps, elle a appris « à prendre plus de recul sur les situations qui sont compliquées », car elle en avait marre de se sentir lourde en rentrant chez elle, et qu'elle avait besoin de se sentir plus légère.

Pour Clara, l'humanisation des soins passe par la proximité qu'elle crée avec ses patients. « Au niveau personnel, je vais mettre pas mal d'humour. Je discute beaucoup avec mes patients ». Elle est attentive à leur état d'esprit, « s'ils sont anxieux », s'ils s'ennuient » et va s'appliquer à préserver « la bonne humeur, la communication et l'humour ». Comme Justine, elle « essaie » de faire au mieux, en prenant en considération les souffrances des patients. Clara associe aussi la juste distance au fait de pouvoir rentrer chez soi après le travail sans impact émotionnel. Elle rapporte à ce propos avoir « la capacité de séparer », de se « protéger ». Elle est capable d'avoir « un bon relationnel sans pour autant trop s'investir ou faire de transfert ». Selon elle, c'est son relativisme naturel et sa résilience qui lui permettent de trouver la juste distance. Comme Chloé, elle a une approche rationnelle qui vient la rassurer quand le patient décède : elle se dit toujours qu'elle « a fait le maximum ». Sa troisième ressource, c'est « l'équipe ». Les debriefs, les discussions, les relais en cas de besoin… elle exprime que les infirmières sont toujours entourées. Clara ne rapporte pas avoir fait de transfert, mais avoir vécu un décès où elle était « très peinée ». Elle avait collaboré pendant des mois avec la famille pour « personnaliser les soins », et avait fini par s'attacher.

L'empathie des soignants

Pour Anna l'empathie, c'est se mettre « à la place du patient », le rassurer, l'aider « dans tous les gestes du quotidien ». Depuis qu'elle travaille en réanimation, Anna n'a pas observé d'augmentation ou de diminution de son empathie, si ce n'est avec les patients moins réceptifs aux soins. Elle dit, non sans gêne, qu'être infirmière, « c'est un métier où on donne beaucoup de nous », et quand « il n'y a pas de retour » de la part du patient, elle se montre moins empathique, avec l'expérience. Anna a déjà eu l'impression de faire des soins sans prendre soin du patient « dans l'acharnement thérapeutique ». Elle confie qu'avec l'expérience, elle sait malheureusement que le patient va décéder, et elle trouve parfois « qu'on va au-delà de ce qu'on devrait faire », que « ça va trop loin ». Mais elle le fait car « [elle est] infirmière et qu'[elle fait] ce qu'on [lui] prescrit ». Pour Anna, être empathique est « une qualité », surtout dans « ce métier-là », et que « tu dois vraiment être dur si tu n'as pas d'empathie avec les patients ». Ainsi, selon elle, l'empathie est primordiale dans le cadre de l'humanisation des soins, « c'est la base ». Elle ajoute que « si t'as pas cette qualité-là […], tu ne peux pas être humain avec un patient ». À son sens, « c'est de l'empathie finalement l'humanisation des soins ».

Pour Chloé « l'empathie, c'est ne pas trop s'impliquer émotionnellement dans une situation », savoir « rester neutre ». Au début de sa carrière en réanimation, Chloé m'a déjà confié s'être « blindée », et être allée dans le sens inverse des autres, « je me suis déblindée » dit-elle. Étant donné que pour elle l'empathie c'est rester neutre, elle m'a d'abord signalé une « diminution de l'empathie », car elle a « été beaucoup moins capable de prendre du recul et de faire la différence entre [son] travail et [son] affectif ». Mais elle n'était pas sûre que cela ne corresponde pas aussi à une « augmentation de l'empathie ». J'ai conclu sur le moment que cela dépendait par quel bout on abordait le concept d'empathie. Chloé a déjà eu l'impression de faire des soins sans prendre soin du patient quand au début de sa carrière, « elle faisait les toilettes sans faire attention, en mettant de la musique, en se racontant [leur] vie » entre collègues. Ensuite, grâce à la formation à l'humanisation des soins, elle n'a plus eu « l'impression de faire des soins sans prendre soin du patient ». Elle ne pense pas que le fait d'être empathique aille avec le fait d'être professionnel, car selon elle, « c'est propre à chacun. On ne peut pas exiger la même chose de tous les professionnels ». Elle explique cela par le fait qu'on « a notre propre vécu, notre propre expérience, des moments qui sont plus difficiles que les autres », et qu'ainsi, « on ne peut pas avoir la juste mesure de l'empathie à chaque moment de la vie ». Elle explique plus loin que la capacité empathique dépend de son environnement : « le prendre soin, le développement de la relation, [...] ça dépend vraiment du service dans lequel on travaille, ça dépend de la personne qu'on est, des personnes avec qui on travaille, et puis des patients et des familles ». Elle confie par ailleurs, que « l'humanisation des soins, ça...ça développe un petit peu finalement cette empathie-là ». Chloé ne pense pas qu'on soit vraiment capable de gérer notre empathie : « je pense qu'on fait comme on est, et au moment T ».

Pour Justine, l'empathie désigne « la capacité à ressentir les émotions des autres...et la façon dont ça t'affecte ». Bien que selon elle, son empathie varie « en fonction de [son] état de fatigue », elle s'estime « plus empathique maintenant », qu'au début de sa carrière. Elle explique ce changement par le fait qu'elle ait d'abord dû se concentrer sur l'acquisition de ses compétences et connaissances, plutôt que sur la communication avec le patient. Elle explique que c'est lorsque le soignant est à l'aise avec ses compétences et connaissances, qu'il peut communiquer avec son patient en lui offrant une disponibilité mentale et émotionnelle. Elle émet donc la difficulté à se concentrer en communiquant lors des soins, et relie la capacité empathique à cet aspect pratique. Justine exprime sans hésitation qu'elle a déjà eu l'impression de faire des soins sans prendre soin du patient, quand elle n'est pas en accord avec la prise en charge, « et qu'on [lui] dit 'il faut quand même le faire' ». Elle cite aussitôt un exemple de cas où « il a fallu attendre que la dame, [la patiente] dise « stop » pour qu'on écoute, alors qu'il y avait plein de soignants qui n'étaient pas d'accord avec la démarche ! ». Avant que la patiente puisse s'exprimer, elle était intubée et sédatée. Justine exprime de la colère : « On va où, on va où ! [...] Mais tu rentres, t'es pas à l'aise avec ce que t'as fait dans la journée quoi ! ». Concernant l'équipe médicale, Justine dit : « On arrive à dire ce qu'on pense, et à pas être d'accord ». Elle explique ensuite le principe des staffs où une décision collégiale est prise sur la continuation, la condition, la limitation ou l'arrêt des soins. Pour Justine, être professionnel ne va pas forcément avec le fait d'être empathique, car « tu peux être empathique dans la vie de tous les jours, pas forcément dans ton métier ». Elle pense que ce n'est « pas lié, parce que malheureusement on connait tous des professionnels et soignants, qui ne sont pas empathiques, et on se demande ce qu'ils foutent dans le métier ». Selon elle, ces dits professionnels sont soit « à bout de leur métier », soit « n'ont jamais été faits pour ce métier ». D'ailleurs, elle confie par la suite qu'on « ne peut pas faire de l'humanisation des soins, sans empathie [...] c'est pas compatible pour moi ». Car sans empathie selon elle, « tu ne peux pas vouloir te dire, bah tiens 'je vais mettre tout en place pour qu'il [le patient] soit bien' ». Enfin pour Justine, cette capacité empathique est déterminée par « l'amour de ton métier [...] Tu ne peux pas vouloir t'occuper de l'humain, et t'en foutre de l'humain ».

Pour Clara, l'empathie « c'est la capacité de comprendre l'autre. C'est essayer de comprendre ses besoins, d'essayer d'y répondre. Et de comprendre l'émotion de l'autre sans forcément la vivre et être touché ». Elle ajoute : « je pense qu'il faut être un minimum touché pour pouvoir ressentir certaines choses. Mais...voilà, on n'est pas à la place de l'autre ». Au cours de sa récente carrière, elle a observé « une évolution » de son empathie, « parce que face à la souffrance, à la douleur, aux familles, […], on doit accompagner, […], prendre en compte le patient et la famille, donc on est obligé d'avoir cette capacité d'écoute ». Cependant, elle « arrive encore à plus prendre de distance, à force d'avoir de l'expérience, quand une situation qui [elle] pense va trop [la] toucher, [elle] arrive à [se] dire stop ». En somme, la connaissance d'elle-même et son expérience lui permettent de prendre de la distance quand elle risque d'être trop affectée. Elle ajoute que cela n'impacte pas son empathie, car elle se met à la place des familles, et « essaie de faire ce qu'[elle] aurait aimé qu'on [lui] fasse ». Quand je l'interroge sur son impression de faire des soins sans prendre soin du patient, elle a besoin d'un temps de réflexion : « des fois oui, quand c'est trop dans le rush », répond-elle, et qu'elle fait « les choses machinalement », quand par exemple, elle a « trois patients intubés, qu'ils sont instables tous les trois ». Elle s'est déjà excusée auprès du patient et de la famille quand elle n'a pas eu beaucoup de temps à leur accorder. Pour Clara, être professionnelle et empathique, ne va pas l'un sans l'autre. Elle explique que par notre rôle propre et prescrit de soignant, « on doit avoir une capacité d'écoute ». Elle ajoute que quand il y a un manque d'empathie, « on le remarque » car « les patients se plaignent ». Enfin, selon elle, l'empathie ne peut pas se dissocier de l'humanisation des soins, car cette dernière « doit prendre en compte le patient, la famille, les besoins. On doit personnaliser […], ça nécessite de la communication, de l'écoute ».

La résilience des patients

Anna n'était pas familière avec le concept de résilience, mais davantage avec la notion de ressource. Elle mentionne directement qu'il est compliqué de mobiliser les ressources d'un patient intubé et sédaté, mais que grâce à « la biographie sensorielle », et « aux familles », ils peuvent en apprendre plus sur le patient : « ce qu'il a l'habitude de faire, ses goûts, qu'est-ce qu'il fait dans la journée, qu'est-ce qu'il mange, est-ce qu'il aime avoir chaud [...], qu'est-ce qu'il aime regarder à la télé, ou est-ce qu'il écoute la radio ? ». L'objectif derrière l'outil de la biographie sensorielle ou de la collaboration avec la famille, est de retranscrire au mieux les habitudes de vie du patient. En exemple, Anna cite un patient intubé qui d'habitude buvait une quinzaine de cafés par jour. Le fait de faire ses bains de bouche au café « l'aidait en fait à être patient parce qu'avec le tube ce n'était pas facile pour lui ». Ensuite, Anna évoque la culture et principalement « la religion », indiquant qu'elle lance les patients « sur des sujets de chez eux, de leur pays ». Elle dit à ce propos : « Et puis, tout ça facilite aussi les relations et la communication, parce que les gens quand ils s'identifient à leur pays, forcément souvent, à leurs origines, et ben ça leur permet de plus facilement communiquer je trouve ». À la question qui s'intéresse à ce qui dans sa pratique peut influencer la résilience du patient, Anna a tourné autour en restant centrée sur les problématiques que pouvait rencontrer le patient, à savoir être soigné par un homme plutôt que par une femme pour les patientes musulmanes, la barrière de la langue pour les patients étrangers...Que ce soit du côté de la famille du patient ou des interprètes présents à l'hôpital, « on trouve toujours quelqu'un qui peut nous aider dans la prise en charge ». Après quelques hésitations, elle confirme que sa capacité à être empathique a un impact sur la résilience du patient : « Je pense que si je...si je suis pas dans l'empathie avec un patient, je pense que lui-même ne se sentira pas en assurance avec moi ». Elle cite pour finir un exemple d'un patient qui exprime sa gratitude en lui disant « [...] vous m'aidez beaucoup, je me sens rassuré avec vous, j'espère que vous êtes là demain... ».

Chloé aussi au premier abord, doutait de ce que désignait la résilience. Elle l'a définie par « l'acceptation ». Elle n'a pas trouvé évident de s'exprimer sur le fait qu'elle parvienne dans sa pratique, à déceler et mobiliser les ressources du patient : « Quand le patient est sédaté, intubé, et cetera...ben je ne vais pas pouvoir utiliser les ressources du patient ». Mais elle se demande : « est-ce que la famille n'est pas une ressource aussi ? ». L'essentiel pour elle, est de rendre le patient « acteur », car « utiliser les ressources du patient...c'est voilà, développer enfin, lui redonner un peu d'autonomie, l'encourager à se reprendre en main, par exemple, le mettre au fauteuil... ». Globalement selon elle, « c'est tellement propre à chaque patient que c'est difficile de répondre à cette question ». Elle ne pense pas que l'humanisation des soins l'a aidée dans le processus de mobiliser les ressources du patient ; « en fait, [elle ne s'est] jamais posée la question ». Les éléments qui dans sa pratique soignante peuvent influencer la résilience du patient, sont pour elle « la discussion avec la famille, [...] connaître le patient à travers sa famille » car cela « permet aussi de savoir qui on a en face de nous, qui on prend en soin, et comment est-ce que justement on va pouvoir mobiliser cette résilience-là, en faisant des choses auxquelles il pourrait adhérer ». Et agir directement auprès du patient : « discuter avec [lui], s'intéresser à lui, à ce qu'il fait dans la vie... ». Elle cite en exemple un patient artiste peintre qui faisait ses « aquarelles » dans sa chambre, ce qui le réjouissait, tout en développant « ce lien avec l'équipe ». Après réflexion, elle confie que son empathie peut avoir un impact sur la résilience du patient. Elle dit : « je l'imagine dans l'autre sens, j'imagine qu'un soignant qui prend en charge un patient mais qui ne s'intéresse pas du tout à lui, forcément le patient il a plus de chance de se braquer ». Cela s'explique selon elle par l'intérêt qu'on va lui adresser, la communication que l'on va mettre en place, et par l'adaptabilité du soignant. Elle parle également de « passer des contrats avec les patients », basés sur la « confiance » mutuelle, qui permettent d'augmenter l'acceptation du patient. Elle revient ainsi sur la nécessité de rendre les patients « acteurs de leur prise en charge », en leur expliquant les risques, en les impliquant dans les soins, en leur faisant prendre conscience...tout cela augmente la résilience du patient.

Pour Justine, la résilience c'est quand « ton patient va subir plein d'épreuves et malgré tout ça il arrive à avancer quand même, [...] à malgré tout trouver le bout de force qui lui reste pour continuer à faire les soins ». Dans sa pratique, elle arrive à mobiliser les ressources du patient, mais « c'est patient dépendant ». Elle cite un exemple relatant que si le patient ne veut pas coopérer lors des soins, les ressources trouvées ne peuvent pas être mobilisées. Elle ajoute qu'on peut faire de l'humanisation à un patient qui est dans le coma, notamment grâce à la famille ; et en ce sens le patient n'a pas forcément besoin d'être réceptif. En revanche, un patient qui est éveillé et qui exprime sa volonté, « tu ne peux pas aller à l'encontre de la volonté de ton patient ». Cela nécessite une forme d'alliance thérapeutique, pour mobiliser les ressources. Elle pense que l'humanisation des soins l'aide pour déceler et mobiliser les ressources du patient, surtout lors de la « toilette » et des « repas ». Car en favorisant le plaisir (l'eau chaude, la gourmandise), cela encourage le patient à se mobiliser et à « se dire : « j'ai réussi quand même à faire ça ». Justine pense que sa pratique soignante peut influencer la résilience du patient : « il faut adapter les objectifs que tu veux en fonction du patient et de ses capacités ». Dans sa posture, elle estime qu'elle est là pour « booster » les patients à la manière d'une « cheerleader ». Bien que certains patients râlent, par exemple d'aller au fauteuil, elle « pense que c'est important qu'ils voient notre motivation à les soigner », que cela permet aux patients de se « booster » aussi, et de se dire que ça en vaut la peine. Enfin, elle pense que son empathie peut avoir un impact sur la résilience du patient, car « si on est en mesure de comprendre ses envies, ses désirs, enfin tout ce qui peut le motiver, ou ce qui fait qu'il est lui, ça peut [...] l'aider ». Elle ajoute : « C'est-à-dire que si ton interlocuteur te comprend, bah il est en capacité de t'aider à aller au-delà de tes limites ».

Pour Clara, la résilience, « c'est accepter une situation [...] Quel que soit le moyen ». Selon elle, les ressources du patient se retrouvent dans « la famille », le fait « qu'il puisse communiquer [...], nous exprimer soit ses besoins, des craintes ou des envies ». Clara dit que même si elle a l'habitude de beaucoup communiquer avec ses patients, l'outil de la « biographie sensorielle », inhérent à l'humanisation des soins, « pousse un peu plus la chose, parce qu'il y a plusieurs thèmes », et apporte plus de précision dans les habitudes de vie du patient. Dans les éléments de sa pratique qui peuvent influencer la résilience du patient, Clara mentionne la communication et l'honnêteté : « il ne faut pas mentir au patient sur son état de santé [...]. Faut dire les choses, pour qu'il puisse faire un peu son deuil, [...], accepter sa maladie, accepter [...] son devenir ». Elle pense que son empathie peut avoir un impact sur la résilience du patient, car « le fait de...dire aux patients qu'on comprend la situation, de lui souhaiter du courage, de l'accompagner, de l'écouter », lui permet de mieux vivre sa maladie.

IV. ANALYSE DES RÉSULTATS

Considérant les résultats de l'enquête à la lumière de mon cadre référent, je vais maintenant faire émerger les correspondances, les différences, ainsi que les concepts encore non évoqués apparus au fil des entretiens. Je ne reprendrai que très peu les exemples déjà cités dans les résultats afin d'éviter les redondances, mais citerai à titre de rappel, les infirmières ayant tenu les propos.

1. L'humanisation des soins

Une relation de soin investie

Les quatre infirmières relatent avoir été attirées par les spécificités de la réanimation déjà évoquées, notamment par le fait que celles-ci potentialisent la relation de soin. Cela même si le paradoxe de la productivité évoqué par L. R. Talbot apparait comme un obstacle au prendre en soin : Clara confie s'être déjà excusée auprès de ses patients pour son manque de temps, et Chloé a quitté le service à la suite des conséquences de la crise covid. La formation à l'humanisation des soins, les a invitées à se mettre dans la peau du patient pour mieux saisir ce qu'il peut vivre. Cela leur a permis, notamment par l'approche expérientielle dont parle Chloé, de conscientiser et préciser la portée de leurs gestes, de leur écoute, de leur communication, de leur pratique en somme, sur le patient. Cela a enrichi leur pratique de soin, en explorant et approfondissant davantage la relation de soin, à travers une considération du patient plus complète. À mon sens, c'est se rapprocher de l'art de prendre en soin de L. R. Talbot, qui se compose de comportements et d'états d'être, remis en lumière par la formation. Nous en verrons par la suite le lien avec l'empathie. Justine présente l'humanisation des soins en mettant en avant la collaboration interdisciplinaire, et la simplicité de sa pratique, qui semble finalement se rapporter au bon sens. Cités par Anna, Justine et Clara, ces détails dans les gestes et la conscientisation de leurs conséquences, font échos à la théorie de T. Denise. Celui-ci nous dit que les gestes et les attentions des soignants vont avoir le pouvoir de remettre de l'humain dans le soin. Et ceci ne se réalise pas sans l'implication de l'infirmière.

L'alliance thérapeutique

Ainsi, grâce à cette formation, Chloé dit avoir été sensibilisée au bien-être du patient. Alors que pour Justine, l'humanisation des soins n'est pas seulement du bien-être, c'est avant tout de remettre l'humain au cœur du soin : faire des soins avec l'humain, et non pas sur l'humain. Ce point de vue fait émerger le concept d'alliance thérapeutique, puisque l'humanisation des soins intègre une collaboration entre le patient et le soignant. Lors de l'élaboration de cette relation, il y a, comme le mentionne Justine, un effort d'aller vers le patient, en interrogeant, en s'informant, en proposant dans le but de mieux le connaître, ses capacités, ses préférences, ses peurs. Et cela nécessite que ce dernier coopère, ainsi que le souligne Anna et Justine. Un article de S. Lescure, L. Soyer et N. Tanda souligne qu'« une alliance thérapeutique réussie est une alliance au sein de laquelle le patient a le sentiment d'avoir « une certaine prise » sur son [soignant] [...] et où le praticien a, réciproquement, le sentiment de ne pas prêcher dans le désert et de pouvoir préserver ou gagner la confiance de son patient »[1]. Les infirmières cherchent cette accroche sur leur patient, en faisant avec les contraintes de la maladie. En effet, la recherche d'une collaboration est conditionnée par la considération de la souffrance des patients. Justine indique que l'alliance thérapeutique est nécessaire pour alimenter la relation de soin. Nous verrons par la suite comment l'alliance thérapeutique découle d'une relation miroir patient-infirmière, source de ressources pour le soignant, et de résilience pour le patient.

La proximité dans l'accompagnement thérapeutique

Dans cette nouvelle précision des gestes et de l'espace d'écoute proposé au patient, il m'a semblé qu'une certaine proximité pouvait intervenir, à travers la douceur, la précision et la communication, que relate notamment Anna. Il semble que la relation soit fluidifiée, facilitée, dans le prolongement des gestes de soin par la parole et le toucher. Cela permet de réassurer le patient en clarifiant son environnement spatio-temporel et de limiter les éléments anxiogènes liés aux nombreuses manipulations. La proximité soignant-soigné nait de cette « distance intime », théorisée par E. T. Hall, et de cette « dimension physique et émotionnelle »[2] qu'apporte le toucher selon J. Nitschelm. D'ailleurs Chloé rappelle que la stimulation basale était avant tout utilisée en néonatalogie avec les nourrissons car

---

[1] Lescure, S., Soyer, L. & Tanda, N. (2022). Alliance thérapeutique. Dans : L'UE 3 en 150 cartes mentales - UE 3.1, 3.2, 3.3, 3.4 et 3.5 "*Sciences et techniques infirmières – Fondements et méthodes*" (pp. 74-74). Paris : Vuibert.

[2] Nitschelm, E. (2015). Soignant-soigné, trouver l'accordage pour entrer en résonance. *Op. Cit.*

cette douceur dans le toucher véhicule un sentiment d'amour. Clara rapporte une autre manière de créer de la proximité : l'écoute. À la fois un moyen et une fin en soi, cette capacité d'écoute est essentielle dans sa pratique de soin. En effet, selon E. T. Kamgue, cette « disponibilité à l'autre », est « un acte thérapeutique en soi »[1]. Le toucher et l'écoute peuvent s'intégrer dans une capacité empathique, dans la mesure où ils permettent d'aller à la rencontre du patient, et d'interagir avec lui, en lui donnant l'espace suffisant pour exprimer sa singularité. G. Jorland indique que l'empathie des soignants induit une « relation thérapeutique »[2]. Et effectivement, le toucher et l'écoute ont un aspect thérapeutique selon les infirmières, et se montrent fondamentaux dans leurs pratiques d'humanisation des soins.

Le soignant émotionnel

Selon le philosophe E. T. Kamgue, la considération de la famille du patient est indispensable pour humaniser les soins. Et en effet, la collaboration des infirmières avec la famille tient un rôle important, notamment quand le patient est sédaté et intubé. Cependant, cela n'est pas sans conséquences sur l'émotionnel des infirmières qui s'allient avec eux pour prendre en soin le malade. Pour Chloé, le relationnel avec la famille est plus émotionnellement difficile à gérer que le relationnel avec le patient. Le premier déborde du cadre, alors que le second est plus codifié et rationnel. Il semble en effet que la collaboration avec la famille bouscule la posture soignante en créant des brèches émotionnelles. Clara et Chloé expliquent avoir

---

[1] Tamboue Kamgue, E. (2022). Humain malgré la maladie : pour une humanisation des pratiques de soin. *Op. Cit.*

[2] Jorland, G. (2006). Empathie et thérapeutique. *Op. Cit.*

tendance à davantage s'identifier à la famille. L'infirmière peut subir la charge émotionnelle familiale, d'autant plus que les soignants et les aidants s'unissent pour prendre en charge le malade.

Justine évoque un autre type d'impact émotionnel à court terme en rapport avec l'humanisation des soins. La plupart des soins en réanimation sont invasifs, et en contrepartie, cette attention portée aux ressentis du patient, à son bien-être et à la relation de confiance qui en découle, apporte à l'infirmière plus de reconnaissance et de légèreté. Cependant, sur le long terme, Chloé parle de blindage et Justine de carapace. Les deux estiment que ce sont finalement de fausses protections, car ces amures les coupent de leurs émotions, et elles finissent par exploser plus tard à force d'avoir accumulé des souffrances. Alors il ne s'agit pas d'apprendre à s'endurcir, mais semble-t-il à se désarmer, en acceptant, pour laisser s'exprimer les souffrances. Ceci entre en désaccord avec la théorie de M. Delhaye et F. Lotstra. Elles décrivent le cheminement empathique du soignant en nommant d'abord l'immersion, puis la mise à distance, et enfin la maturation[1]. Cela semble un cheminement idéal, mais le blindage et la carapace mis au stade de l'immersion invalident les deux phases suivantes. Les infirmières relatent qu'au fur et à mesure que la carapace et le blindage tombent, l'empathie augmente. Clara relie par ailleurs cela à la capacité d'écoute et à la nécessité d'accompagner : elle voit l'empathie comme un outil indispensable pour bien prendre en soin. Au fur et à mesure qu'elle gagne en acceptation et expression de ses émotions, et grâce à son relativisme, son empathie reste stable.

---

[1] Delhaye, M. & Lotstra, F. (2007). Soignants... soignés, un rapport complexe. Une réflexion « chemin faisant » quant au statut émotionnel du soignant. *Op. Cit.*

Ce processus rejoint le concept de juste distance, qui selon les infirmières, se résumerait –à défaut de pouvoir précisément la définir–, à entretenir un bon relationnel avec la famille et le patient sans qu'il n'y ait d'impact émotionnel résiduel. F. Angeli, J. Barbier et J.-F. Calas, dans leur article[1] indiquent que la juste distance est « un concept subjectif » car « aucun de nous n'a la même sensibilité face à cette idée de distance ». Ainsi, cette juste distance nécessite d'« appréhender chaque situation de façon singulière et unique », et « s'applique à la fois en termes de proximité physique comme psychique ». La juste distance mentionnée semble ainsi rejoindre la juste mesure de l'empathie que je vais maintenant évoquer.

2. L'empathie des soignants

La juste mesure de l'empathie

Selon les infirmières, la capacité empathique fluctue, et se montre dépendante de facteurs environnementaux, sociaux, mentaux, émotionnels ou encore professionnels. En effet, Chloé nous dit : « on ne peut pas avoir la juste mesure de l'empathie à chaque moment de la vie ». Car la capacité empathique dépend de son environnement : « le prendre soin, le développement de la relation, [...] ça dépend vraiment du service dans lequel on travaille, ça dépend de la personne qu'on est, des personnes avec qui on travaille, et puis des patients et des familles ». Cela démontre d'une dimension variable, interdépendante et insaisissable de l'empathie. En exemple, Justine rapporte

[1] Angeli, F., Barbier, J., Calas, J., Couto, L., Fayoux, C., Gérard, V.. & Mitjavile, F. (2022). Fiche 32. La juste distance professionnelle : prendre soin de soi-même : Psychiatrie. Dans : éd., *Toutes les fiches de soins pour réussir en IFSI* (pp. 121-122). Paris : Vuibert.

qu'il y a des patients auxquels elle s'identifie plus que d'autres, et que cela induit dans la relation de soin plus d'investissement, de compréhension, de capacité empathique en somme. Donc le degré d'empathie serait aussi influencé par l'identification du soignant à son patient. Chloé a soulevé un aspect intéressant de l'empathie : son envers positif et négatif. En effet, elle ne savait pas si son attitude à moins facilement prendre du recul au fur et à mesure que sa carapace tombait, correspondait à une diminution, ou à une augmentation de l'empathie. Cette confusion vient du fait que dans l'un, l'impact émotionnel est supérieur à la prise de recul, et dans l'autre, c'est la prise de recul qui est supérieure à l'impact émotionnel. Ceci montre l'ambivalence de l'empathie, car elle serait le résultat d'un savant mélange entre les émotions, le subjectif, et la prise de recul, l'objectif. Celle-ci s'est déséquilibrée chez Chloé, et elle ne savait plus très bien si la majoration de l'impact émotionnel correspondait à une diminution de l'empathie du fait de moins prendre de distance, ou à une augmentation de l'empathie par l'amplification de la porosité émotionnelle. Delhaye et Lotstrat nous éclairent sur ce processus. Lorsque les infirmières sont confrontées « brutalement aux patients et aux pathologies lourdes », cela exacerbe leurs affects et les place dans une sorte de « pseudo-empathie »[1], qui ne fait que les submerger émotionnellement. Pour les auteures, c'est une phase subjective et égocentrique (dans le manque de prise de distance), ou ce qu'elles appellent le moment de « l'empathie souffrante ». Pour s'en préserver, Clara et Chloé mentionnent une approche rationnelle quant aux situations que peuvent vivre les patients, expliquant que cette attitude leur permet de prendre du recul face à la situation. Ceci fait encore écho à une théorie de Delhaye et

[1] Delhaye, M. & Lotstra, F. (2007). *Op. Cit.*

Lotstra, qui écrivent au sujet d'« un discours rationalisateur qui tient le tragique à distance ». Quand un patient décède, elles se disent qu'elles ont fait tout ce qu'elles ont pu pour le sauver, et cette pensée les rassure. C'est leur manière de préserver une distance avec le patient. Mais vis-à-vis de la famille, qui échappe davantage à la codification professionnelle, c'est plus compliqué. Ainsi que le dit Chloé, c'est « hors cadre ». Tout cela génère la question de la juste mesure de l'empathie dans la relation de soin.

Capacité empathique et considération éthique

Justine met en tension la capacité empathique avec la concentration sur les soins techniques qu'elle effectue. Au fur et à mesure qu'elle prenait de l'aisance dans ses compétences, de l'espace d'attention s'est libéré, augmentant ainsi sa capacité empathique. Cela démontre que la capacité empathique nécessite un effort supplémentaire dans la considération du patient. C'est effectivement ce qu'indiquait Mucchielli, en écrivant que l'empathie est un « effort de décentration par rapport à soi »[1]. Rappelons que cet effort se réalise grâce à de « l'attention » et de la « motivation », d'après J. Decety[2], et nécessite de l'énergie selon E. Simon[3]. En somme, la capacité empathique ne doit pas s'exercer au détriment des compétences techniques. Il apparaît en ce sens que se montrer empathique est un choix visant le bien du patient. À mon sens, cela résonne fortement avec le concept d'éthique, que je vais explorer grâce à un autre de leur exemple. En effet, Justine et Chloé relatent parfois ne pas

---

[1] Mucchielli (R), L'entretien de face à face dans la relation d'aide. *Op. Cit.*

[2] Decety (J), (2004). *Op. Cit.*

[3] Simon, E. (2009). *Op. Cit.*

avoir été en accord avec la démarche de soin, désignant de manière sous-jacente une obstination déraisonnable des soins. Cela les conduisait à l'impression de faire des soins sans prendre soin. Il me semble que cette impression peut s'expliquer par une capacité empathique, que les soignants jugeaient à même de déterminer ce qui était bon ou pas, pour le patient. Il m'a semblé que cette considération émotionnelle, ou empathique d'un patient qui serait face à une situation d'obstination déraisonnable des soins, amenait le soignant à se questionner du point de vue éthique. Dès lors, quel rôle joue l'émotionnel dans la considération éthique ? P. Blanc, dans son article[1], se questionne sur la « fiabilité éthique » de « la dimension émotionnelle » au sein de la relation soignant-soigné. En prenant l'exemple de la compassion, il cherche ce qui peut lui garantir « une réelle valeur sur le plan moral ». Il conclut que cette fiabilité repose sur une compréhension de « la nature cognitive-évaluative des émotions », et sur « la reconnaissance de la complexité du vécu émotionnel », apportant au soignant responsabilité et discernement. Il semble donc que connaissance de soi et désidentification des émotions soient de mises pour faire émerger le potentiel éthique de la sphère émotionnelle. Il s'agit de mettre en perspective les ressentis par une réflexivité de la pensée. Les émotions apparaissent en ce sens tel des outils informatifs, qu'il est primordial de considérer.

L'empathie, un espace d'écoute ?

À l'unanimité, l'empathie est essentielle dans l'humanisation des soins. Pour Justine, elle découle de

---

[1] Blanc, P. (2022). Le rôle éthique de l'ajustement émotionnel dans la relation de soin – l'exemple de la compassion. *Éthique & Santé.* Volume 19, Issue 3, Pages 111-118, ISSN 1765-4629.

l'amour de l'humain et de son métier. C'est une qualité professionnelle selon Anna et Clara, et plutôt propre à chacun selon Chloé. J'ai réalisé que dans ma définition du concept de l'empathie, je n'indique pas s'il s'agit d'une valeur, d'une qualité, d'une capacité, d'une sensation ou encore d'un sentiment. Elle semble même entre l'émotion, la compétence et la posture. Alors, bien qu'on ait défini ses actions et conséquences, quelle est-elle exactement ? Quand Chloé dit qu'elle ne pense pas que l'empathie soit vraiment gérable, elle l'explique par le fait que la capacité empathique dépend de plusieurs facteurs qui agissent sur le soignant. Cela en fait une capacité mouvante car elle découle de qui on est et de ce qui nous entoure. Or selon J. Nitschelm, l'identité du soignant « est en perpétuelle évolution »[1], grâce aux nouvelles rencontres et expériences. Donc l'empathie aussi, est en perpétuelle évolution : elle n'est ni innée, ni immuable. Cependant, à mon sens, l'empathie pour se vivre nécessite une certaine ouverture à l'altérité, à la véritable rencontre avec ses patients, rencontre que nous avons définie précédemment. Et c'est peut-être ça l'empathie, une capacité d'ouverture et d'écoute, à la fois un élan vers l'autre et d'accueil en soi, qui dépend, se limite, se détermine ou se déploie en fonction de l'hostilité ou de la paisibilité du cadre général dans lequel elle est amenée à se produire.

3. La résilience des patients

Mieux connaitre son patient

La résistance, l'acceptation, les ressources, sont les mots qui reviennent pour décrire le concept de résilience. Les

[1] Nitschelm, E. (2015). *Op. Cit.*

réponses des infirmières se rejoignent pour assurer qu'il est nécessaire de connaître son patient pour mobiliser ses ressources. Cela fait écho aux dires de J. Nitschelm, pour qui la rencontre avec le patient, est le premier temps du soin[1]. Ainsi, discuter avec le patient de sujets qu'il affectionne, culturels et religieux par exemple, comme le dit Anna, ou s'intéresser à lui, tel que l'expliquent Chloé et Clara, permet d'étoffer la relation de soin. La famille apparait également comme une ressource, surtout quand le patient est intubé et sédaté : les soignants vont pouvoir mieux connaitre le patient à travers la famille. Il y a donc un réel travail d'enquête qui se dessine, pour dresser le portrait du patient. Pour J. Nitschelm, ce temps pris pour mieux connaitre son patient est une forme d'empathie, dans la mesure où il permet de mieux le comprendre. Dans l'humanisation des soins, un outil a été mis en place dans ce but : la biographie sensorielle. Citée par les quatre infirmières, il s'agit d'un carnet collaboratif, faisant participer le patient quand c'est possible ou la famille le cas échéant, et qui permet de détailler les habitudes de vie du patient. Les soignants l'utilisent pour personnaliser les soins et favoriser les ressources du patient. Ceci favorise l'adaptation du patient à son hospitalisation, car les soignants s'efforcent de recréer un environnement familier. Rappelons que pour T. Psiuk, la résilience est un processus en deux temps : la stratégie d'adaptation et la reconstruction[2]. Pour elle, la phase d'adaptation est primordiale car elle déterminera la phase de reconstruction. Il apparait donc que les soignants jouent un rôle majeur au sein du processus de résilience. C'est effectivement ce que disait J. Nitschelm à propos des enjeux relationnels du rapport infirmière-patient : elle nommait la résilience du

---

[1] Ibidem.

[2] Psiuk, T. (2005). La résilience, un atout pour la qualité des soins. *Op. Cit.*

patient. Rajoutons qu'Anna et Chloé s'efforcent de rendre le patient acteur afin qu'il mobilise ses propres ressources. Il s'agit donc de favoriser son autonomie, sa capacité à se reconstruire avec la maladie, et cela nécessite de connaître un minimum le patient. Ce rôle se définit dans le pouvoir de personnalisation des soins des infirmiers.

La personnalisation des soins

Cette connaissance approfondie du patient permet aux infirmières de personnaliser les soins en fonction de ses habitudes de vie. Anna et Justine parlent par exemple de réaliser des soins de bouche au café, pour un patient intubé, et Chloé évoque un patient artiste à qui ils avaient donné la possibilité de réaliser des aquarelles. Ceci fait écho aux quatorze besoins de Virginia Henderson conceptualisés au début des années 50, et notamment à celui de « se recréer », à travers des activités ou des soins, porteurs de résilience. M. Manciaux écrit que concevoir la résilience d'un patient, induit chez le soignant un élargissement de son regard sur les aspects de la vie de celui-ci[1]. Considérer les habitudes de vie du patient, ses peurs, ses angoisses, ses passions, ses joies, participent selon M. Manciaux, à une vision empathique du soignant. Et cette posture du soignant, serait en elle-même une ressource pour le patient, car le patient est aidé, épaulé à travers toutes les facettes de sa personnalité. En somme, cette considération globale du patient par l'infirmière, permet une personnalisation des soins bénéfique. T. Psiuk soutient que la relation soignant-soigné fait partie intégrante de la pratique des soins[2]. La qualité de la relation que le soignant instaure avec son

---

[1] Manciaux, M. (2001). La résilience : Un regard qui fait vivre. *Op. Cit.*

[2] Psiuk, T. (2005). *Op. Cit.*

patient, est une ressource pour mieux le prendre en soin. En cela T. Psiuk intimait que c'était la relation de soin, qui faisait évoluer la posture soignante. En connaissant son patient, le soignant peut l'aider en lui redonnant ses propres capacités d'actions, de confiance et d'estime de soi. Ce rôle clé du soignant était défini par T. Psiuk comme « tuteur de résilience ». En ce sens, Justine dit que l'humanisation des soins est aussi un moyen de ramener du plaisir, notamment lors des soins d'hygiène et du repas, et que cela motive et stimule les patients : « C'est-à-dire que si ton interlocuteur te comprend, [alors] il est en capacité de t'aider à aller au-delà de tes limites », et ceci grâce à la personnalisation des soins, et à la mesure des objectifs aux capacités du patient. Le soignant intervient comme médiateur ou facilitateur, entre la personne et sa quête d'autonomie.

La relation miroir

Dans cette personnalisation des soins grâce à un regard empathique, les infirmières ont énoncé des exemples qui ont fait écho au concept de relation miroir. Selon Anna, Clara et Justine, l'empathie du soignant peut influencer la résilience du patient car le patient ressent quand ce dernier n'est pas dans l'empathie avec lui. Dans ce cas, il a plus de chance de se « braquer », disent-elles. En somme, si le soignant n'alimente pas la relation de soin avec un regard empathique, le patient peut s'en détourner également, en miroir de ce que lui propose le soignant. Comme l'explique Justine et Anna, ceci va dans les deux sens. Si le patient, souffrant d'un delirium tremens par exemple, refuse les soins, l'infirmière rencontre plus de difficultés à s'investir et à être en empathie avec son patient. En effet, selon J. Nitschelm, une confiance mutuelle se crée quand le patient est capable de s'identifier au soignant. Et cette identification du patient est favorisée par une posture empathique du soignant. Pour Justine, il est important que les patients voient la motivation des soignants à les soigner. En effet, selon M. Manciaux, ce regard valorisant du soignant amène le patient à porter ce même regard positif sur lui-même : il calque l'attitude du soignant envers lui. Ceci nous ramène au concept de l'alliance thérapeutique qui prend forme dans cette relation miroir. Et chaque infirmière dispose de sa propre approche. Chloé vise la mise en place d'une confiance mutuelle grâce à l'établissement de « contrat » avec son patient ; Justine est dans l'encouragement et le soutien, en prenant en compte leurs capacités, pour « booster les patients » ; et Clara compte sur la transparence, l'honnêteté et la communication éclairée avec ses patients. Dans toutes ces méthodes, si le patient ne coopère pas ou se montre peu réceptif, le soignant est limité dans la mobilisation de ses ressources.

Il s'agit ainsi, comme l'écrit M. Manciaux, pour le soignant et le patient, de « construire ensemble »[1]. Ainsi après réflexion, les infirmières pensent que l'empathie du soignant a un impact sur la résilience du patient, car cette posture empathique crée une relation miroir, un échange permettant l'établissement d'une alliance thérapeutique bénéfique pour mobiliser les ressources du patient, et du soignant à lui venir en aide. N'est-ce pas là l'objectif qui se dessine derrière l'humanisation des soins ?

---

[1] Manciaux, M. (2001). La résilience : Un regard qui fait vivre. *Op. Cit.*

CONCLUSION

Explorer l'interdépendance de l'humanisation des soins, à l'empathie des soignants et à la résilience des patients, a fait émerger une vision globale de ce triptyque : l'empathie occupe la place au centre, et autour d'elle se dressent l'humanisation et la résilience. Au cours de l'enquête exploratoire, les infirmières ont mis en exergue de multiples facettes de l'empathie, que j'ai évoquées en précisant que finalement, j'avais défini l'empathie par ses actions et conséquences sans dire véritablement ce qu'elle est. À cheval entre la capacité, l'aptitude voire la compétence, l'empathie semble insaisissable, propre à chacun, mouvante, handicapante, bénéfique. Dès lors, comment l'appliquer, la préserver, la stabiliser ? Peut-elle se gérer alors qu'elle est multifactorielle ? L'empathie semble au premier abord, comme une plante, soumises aux aléas de son environnement pour sa bonne croissance. Telle une graine qui se développe, dépendante de son milieu de croissance, et de sa propension à tendre vers son objectif ; la lumière pour la plante, l'éthique et la résilience pour l'empathie ? Mais qu'est-ce qui favorise l'empathie, quel terrain est propice à sa croissance ? L'empathie soignante est source de sa propre résilience, puisqu'elle permet d'accepter ses émotions, et génère la résilience du patient par l'espace et la reconnaissance qui lui sont donnés. La relation miroir, qui se forme en ce sens place au cœur le principe de reconnaissance. En effet, elle révèle une relation d'humain à humain, favorisée par l'empathie mutuelle, l'intersubjectivité, ou la subjectivité partagée. Elle s'extirpe ainsi de la relation soignant-soigné qui traduit un ascendant de l'infirmière sur le patient.

Les références, l'enquête et l'analyse ont montré que le patient agit aussi sur son soignant en influençant la posture que ce dernier va adopter avec lui. Ceci rappelle la notion de symétrie des postures dans la communication non verbale. Cela favorise la communication et la relation de soin. Et, dans la mesure où l'empathie de l'infirmière génère celle du patient et *vice versa*, que peut-on dire de la symétrie des affects dans la relation miroir ? L'empathie semble produire une reconnaissance mutuelle de l'humain, du semblable, à travers les rôles de patient et de soignant. Une reconnaissance mutuelle de sa propre vulnérabilité. Ce type de relation met en évidence que le soin est une cocréation, où le patient n'est pas seulement passif, et l'infirmière n'est pas seulement active. L'empathie s'instaure alors en baromètre d'une relation de soin constructive. Ceci interroge les considérations éthiques inhérentes aux postures dans le soin. Si l'empathie est avant tout un espace d'écoute, une porte ouverte à la fois aux questionnements constructifs et à la faillibilité des émotions, quelle place a-t-elle dans les considérations éthiques des soignants ? En tous cas, l'empathie s'instaure en véritable pivot de l'objectif et du subjectif dans le soin.

De quoi à l'air l'humain dans les couloirs de l'hôpital, voilà ce qui m'intéressait d'étudier au sein de ce mémoire de fin d'études infirmier. Au terme de la description de situations marquantes, je m'interrogeais sur l'impact de la considération de l'humain derrière le patient qui avait dans mes expériences, amplifié mes émotions. Conceptualisant le sens de tout cela, les notions d'humanisation, d'empathie et de résilience sont venues à moi pour explorer les enjeux de cette sensibilité, à la fois pour les patients et les infirmières, dans le service de réanimation. Désireuse d'établir et de comprendre les liens qui les unissaient, l'enquête exploratoire à travers la rencontre d'Anna, Chloé, Justine et Clara, a éclairci et enrichi le questionnement. Ces entretiens m'ont montré qu'il y a autant de pratiques d'humanisation des soins que de soignants différents, selon leur sensibilité et leur personnalité. Surprenant quelques-unes d'entre elles par des questions dîtes philosophiques, il s'est aussi agi de mettre des mots sur des pratiques, des postures, qui leur semblaient naturelles, mais liées à des facteurs et des conséquences que je me suis attachée à dessiner. Je suis ainsi partie du principe que connaître les tenants et aboutissants de ma posture empathique, me permettrait de mieux la maîtriser. Le travail de conscientisation me tient à cœur, et il s'est poursuivi à la suite de l'analyse pour s'interroger plus précisément sur la portée de l'empathie, sa capacité à générer des ressources et à favoriser la résilience, et sur les considérations éthiques qui en découlent. J'envisage donc de poursuivre la réflexion sur les remous éthiques de cette relation miroir, à travers un master en éthique ou en philosophie du soin. En parallèle, un futur poste d'infirmière en réanimation me permettra de mettre en pratique l'humanisation des soins, de développer et de stabiliser la posture empathique que je souhaite adopter, en la comprenant toujours plus.

BIBLIOGRAPHIE

Pages Web :

Santé Gouv, (2003), Bulletin Officiel n°2003-45. Consulté le 1er décembre 2023.

Fondation de France, L'humain au cœur du soin. Consulté le 15 novembre 2023.

Articles :

Denise, T. (2022). De la réanimation à l'accompagnement de la fin de vie : les répertoires pluriels de la prise en charge en médecine intensive-réanimation. *Revue internationale francophone d'Anthropologie de la santé, (24).*

Tamboue Kamgue, E. (2022). Humain malgré la maladie : pour une humanisation des pratiques de soin. *Praxis Filosófica*, (55), 115-130

Nitschelm, E. (2015). Soignant-soigné, trouver l'accordage pour entrer en résonance. *Jusqu'à la mort accompagner la vie*, 123, 47-54.

Delhaye, M. & Lotstra, F. (2007). Soignants... soignés, un rapport complexe. Une réflexion « chemin faisant » quant au statut émotionnel du soignant. *Cahiers de psychologie clinique*, no<(sup> 28), 49-59.

Congrès (2004). L'humanité du soin. *Perspectives infirmières,* 15-23.
Psiuk, T. (2005). La résilience, un atout pour la qualité des

soins. *Recherche en soins infirmiers*, 82, 12-21.

Simon, E. (2012). Empathie. Dans : Monique Formarier éd., *Les concepts en sciences infirmières : 2ème édition* (pp. 168-171). Toulouse : Association de Recherche en Soins Infirmiers.

Jorland, G. (2006). Empathie et thérapeutique. *Recherche en soins infirmiers*, 84, 58-65.

Manciaux, M. (2001). La résilience : Un regard qui fait vivre. *Études*, 395, 321-330.

Simon, E. (2009). Processus de conceptualisation d'« empathie ». *Recherche en soins infirmiers*, 98, 28-31.

Decety, J. (2004). L'empathie est-elle une simulation mentale de la subjectivité d'autrui ? *L'empathie.*

Lescure, S., Soyer, L. & Tanda, N. (2022). Alliance thérapeutique. Dans : , L'UE 3 en 150 cartes mentales - UE 3.1, 3.2, 3.3, 3.4 et 3.5 "*Sciences et techniques infirmières – Fondements et méthodes*" (pp. 74-74). Paris: Vuibert.

Angeli, F., Barbier, J., Calas, J., Couto, L., Fayoux, C., Gérard, V .. & Mitjavile, F. (2022). Fiche 32. La juste distance professionnelle : prendre soin de soi-même: Psychiatrie. Dans : éd., *Toutes les fiches de soins pour réussir en IFSI* (pp. 121-122). Paris: Vuibert.

P. Blanc. (2022). Le rôle éthique de l'ajustement émotionnel dans la relation de soin – l'exemple de la compassion. *Éthique & Santé*. Volume 19, Issue 3, Pages 111-118, ISSN 1765-4629.

ANNEXES

Annexe A

Guide d'entretien Mémoire de fin d'études

En quoi l'humanisation des soins infirmiers peut-elle influencer la résilience des patients et l'empathie des soignants au sein du service de réanimation adulte ?

L'objectif de l'enquête étant de relier l'humanisation des soins à l'empathie des soignants et à la résilience des patients en réanimation : comment interagissent-ils entre eux ?

Thème 1 : Votre parcours en réanimation

1. Depuis combien de temps travaillez-vous dans le service ?
2. Pourquoi avez-vous choisi ce service ?

Thème 2 : Humanisation des soins infirmiers

1. Avez-vous des exemples de postures/d'approches/de pratiques, qui remettent de l'humain dans le soin ?
2. Trouvez-vous qu'entretenir une relation de soin plus humaine avec le patient, apporte une charge émotionnelle en plus ? Pourquoi ?
3. Vous êtes-vous déjà identifié à un patient ? Qu'est-ce que cela a induit dans votre relation de soin ?
4. Arrivez-vous à vous impliquer tout en gardant votre juste distance ?

Thème 3 : Empathie des soignants

Définition : Être empathique, c'est savoir se mettre à la place d'autrui, saisir ce qu'il vit, ce qui lui arrive, ce qu'il perçoit, ce qu'il se représente, de son point de vue. C'est un effort d'attention pour essayer de comprendre ce que ressent l'autre, sans forcément être impacté émotionnellement. Mais c'est un état où on peut éventuellement comme ressentir ce que ressent l'autre. Ça implique de l'objectivité et non de la subjectivité. C'est un processus cognitif et non affectif.

1. Depuis que vous travaillez en réanimation, avez-vous remarqué un développement de votre empathie, ou au contraire une diminution ? Dans quels cas ? Pourquoi ?
2. Avez-vous déjà eu l'impression de faire des soins, sans pour autant prendre soin du patient ? Si oui, auriez-vous un exemple de situation ?
3. Est-ce que pour vous être professionnel peut aller avec le fait d'être empathique ?
4. Que pensez-vous de la place de l'empathie dans l'humanisation des soins ?

Thème 4 : Résilience des patients

Définition : la résilience désigne tout ce qui gravite autour du patient, en termes de ressources sociale, familiale, culturelle, et qui va définir sa capacité à résister et à se remettre des épreuves de la vie.

1. Arrivez-vous à déceler et mobiliser les ressources du patient dans votre pratique soignante ?
2. L'humanisation des soins vous aide-t-elle dans ce process ?
3. Selon vous, dans votre pratique soignante, qu'est-ce qui peut influencer la résilience du patient ?
4. Pensez-vous que votre empathie, – ou votre capacité à comprendre le patient, – puisse avoir un impact sur sa résilience ? Comment ?

Annexe B

Entretien avec Anna

Moi : Alors il y aura quatre thèmes : ton profil, l'humanisation des soins, l'empathie des soignants et la résilience des patients. Ok ?

Anna : Ok.

Moi : Peux-tu me dire depuis combien de temps tu travailles en réanimation ?

Anna : Euh alors la réanimation ici, ou la réanimation en général ?

Moi : En général.

Anna : Globalement. Alors ça fait très longtemps. Ça fait depuis 1999 que j'ai commencé ma carrière, car j'étais aide-soignante avant d'être infirmière. Donc j'ai travaillé pendant quatre ans en réanimation, mais pas ici, c'était dans un autre service en province. Et après je suis allée à l'école d'infirmière au bout de quatre ans d'aide-soignante. Et après directe j'ai enchaîné sur la réanimation. Donc ça fait depuis 1999 en enlevant les trois années d'école infirmière, que je suis infirmière. Voilà.

Moi : Ça fait un petit bout de temps.

Anna : Oui je ne suis pas toute jeune (rire).

Moi : Et du coup, qu'est-ce qui t'as attirée dans ce service ?

Anna : La réanimation ? Humm, alors, c'est vrai que ça fait un petit moment, moi c'est toujours le côté, euh, j'avoue le côté technique, où il n'y a aucune journée qui se ressemble. Voilà, c'est vraiment ça qui m'a attiré. Et puis c'est vrai que j'aimais bien quand il y avait de l'action. Enfin j'aime bien les journées où il y a de l'action. Les journées un peu…enfin, sans vouloir dénigrer les services de salle ; les journées un peu plan-plan, ce n'est pas mon kiffe.

Moi : Je vois.

Anna : Donc voilà, je voulais un service qui bougeait.

Moi : Oui, tu ne voulais pas donner un comprimé, de chambre en chambre.

Anna : Oui voilà c'est ça, et puis la façon dont on travaille en réanimation, avoir deux-trois patients, prendre vraiment le temps pour eux... Comme on travaille en binôme en plus avec les aides-soignantes, on a vraiment le temps sur les journées en 12h de bien les prendre en charge. Et puis c'est pour ça que l'humanisation ça va très bien pour ce genre de service.

Moi : Je vois. D'accord. Donc, justement, l'humanisation des soins infirmiers. Est-ce que tu as des exemples de postures, d'approches ou de pratiques qui permettent de remettre de l'humain dans le soin ?

Anna : Oh il y en a plein...Humm, est-ce que tu peux me répéter ta question ?

Moi : Et bien, dans ta prise en charge générale des patients, est-ce qu'il va y avoir des petites méthodes, des attentions particulières... ?

Anna : Avant d'être formée à la stimulation basale, à l'humanisation des soins, j'approchais beaucoup les patients par le toucher en fait. Et d'ailleurs je ne savais pas, on l'a appris avec la stimulation basale, avec la formation, c'est important le toucher, et je trouve que ça les rassure en fait. Tu vois, rien que poser la main sur eux quand on leur explique quelque chose, ou faire un soin un petit peu invasif, par exemple une aspiration trachéale ou quand ils sont conscients, enfin c'est encore plus important quand ils sont conscients, mais je trouve que le toucher est déjà hyper important. Et après dans ma manière de faire, déjà je leur explique les soins. Ça c'était déjà des choses que je faisais avant, mais qui ont peut-être encore plus évoluées avec ma formation, que j'ai faite il y a plus de dix ans maintenant du coup. La formation m'a permis d'approfondir en fait les choses que je faisais déjà. Par exemple, si je les tournais, je ne leur disais pas forcément que j'allais les tourner d'un côté ou de l'autre, et les situer dans l'espace, ça je ne le faisais pas forcément. Je leur disais : « on va vous tourner », mais je ne leur précisais pas sur la droite ou sur la gauche, ou vers mon binôme. Mais voilà. Des choses que je ne faisais pas forcément en début de carrière, par exemple c'était, euh...fermer la porte, fermer les rideaux... En fait en réa, on est un peu comme dans une bulle, c'est vrai qu'on ne voit pas trop les gens de l'extérieur, puis on se dit que finalement, à part nous les soignants dans le service, il n'y a personne d'autre. En fait c'est faux, car il peut y avoir des visites maintenant tout le temps. Et puis le patient il a quand même son intimité. Il n'a pas besoin que les autres soignants le voient, fin voilà. C'est des choses que j'ai pu faire évoluer grâce à la formation. Et puis quand je vois que les volets sont fermés par exemple, je vais toquer à la porte, je ne vais rentrer comme ça, sans demander...voilà des petites choses comme ça qui ont changé mon approche...

Moi : Ok, ça t'a fait un peu conscientiser quelque part que dans chaque geste il va y avoir une conséquence qu'on ne soupçonnait pas forcément.

Anna : Exactement. Alors je pense que je ne faisais pas forcément tout mal, mais ça m'a permis de...d'améliorer certaines choses, voilà c'est ça.

Moi : D'accord. Alors, est-ce que tu trouves qu'entretenir une relation de soin plus humaine avec le patient, est-ce que ça t'apporterait une charge émotionnelle en plus ? ... Justement car tu disais que ta pratique avait évolué ?

Anna : Euh hum...non je ne pense pas. Enfin pour moi, ça ne change pas. Je suis assez sensible déjà de base donc, ça ne change pas ma façon de...ma sensibilité non. Non.

Moi : D'accord.

Anna : (rire)

Moi : Est-ce que tu t'es déjà retrouvée à t'identifier à un patient ?

Anna : Oui. Ça oui, les transferts tu veux dire ?

Moi : Oui par exemple.

Anna : Oui à m'identifier à un patient, évidemment. Tu veux par exemple un cas précis ?

Moi : Oui par exemple.

Anna : C'était une femme enceinte. Moi j'étais enceinte. Et forcément je me mets à la place de la patiente et tu fais forcément un transfert parce que tu te dis que ça pourrait t'arriver, donc oui. Et, à ce moment-là tu peux plus facilement craquer, que sur un monsieur, je ne sais pas, de 80 ans et qui voilà, qui...

Moi : C'est vrai que ça complexifie un petit peu la prise en charge.

Anna : Oui, ça peut. Après je vais faire la prise en charge, mais je vais craquer après, une fois que tout est terminé. Ça, ça m'est arrivé oui, quelquefois.

Moi : Ok. Et est-ce que tu trouves que dans l'humanisation des soins, et ce que tu as appris à travers ça, est-ce qu'il y a eu des moments où tu ne t'identifiais pas forcément au patient mais où il y a eu quand même des petites brèches émotionnelles ?

Anna : Alors hum, des brèches émotionnelles, quand je ne m'identifie pas au patient...Hum... Je n'arrive pas à trouver (rire). C'est vraiment plus les transferts qui sont compliqués. Quand tu te dis que tu peux vivre la même situation. Maintenant, j'ai plus mes grands-parents, ils sont décédés, mais peut-être que quand je voyais un petit papi et une petite mamie de 90ans, ben je pouvais peut-être faire un transfert par rapport à eux. En me disant peut-être que des fois, ils sont autonomes mon papi et ma mamie et on ne ferait rien pour eux en réanimation, donc ça c'est dur. Mais non, je ne vois pas.

Moi : Ok. Et par rapport à la juste distance, j'imagine qu'il y a des patients où on a l'impression de s'impliquer peut-être plus que pour d'autres.

Anna : Oui.

Moi : Comment est-ce que tu arrives à t'impliquer en gardant cette juste distance ?

Anna : Ce n'est pas facile hein. C'est pas facile hum...parce que c'est vrai que, par exemple, je donne toujours des exemples, je ne sais pas si c'est bien de parler comme ça pour toi ? (rire).

Moi : Si si, c'est très bien, je veux plein d'exemples (rire).

Anna : Par exemple, un patient qui vient pour un delirium tremens. Je n'ai pas besoin d'expliquer ce que c'est, tu sais ce que c'est ?

Moi : Je sais ce que c'est oui.

Anna : Voilà. Ben l'implication dans le soin est un peu plus compliquée. Parce qu'il va être violent, il va être agressif, il va nous insulter. C'est vrai que la prise en charge est difficile, par rapport à quelqu'un qui va être gentil, fin voilà, être agréable avec nous et tout ça, donc ça c'est un peu plus compliqué.

Moi : Quelqu'un qui va accepter le soin finalement.

Anna : Voilà, qui va accepter le soin. Et c'était quoi la question ?

Moi : Comment tu gères l'implication auprès du patient et la juste distance ?

Anna : Bah je pense que du coup l'implication dans le soin pour les patients avec lesquels il y a un retour...

Moi : Négatif ?

Anna : Oui négatif, c'est plus compliqué. Voilà.

Moi : Ok. Alors, du coup justement ça nous amène au troisième thème, l'empathie des soignants. Déjà, pour toi c'est quoi l'empathie ?

Anna : C'est quand tu te mets à la place du patient, quand tu le rassures, quand tu, euh, qu'est-ce que je peux dire de plus...quand tu l'aides dans tous les gestes du quotidien...fin voilà.

Moi : Ok. Je fais donc une partie de mon mémoire sur l'empathie. Et je m'appuie sur certaines définitions, donc je te propose celle sur laquelle je m'appuie pour qu'on puisse partir de la même base.

Anna : Oui, ok.

Moi : Donc effectivement, c'est se mettre à la place d'autrui, c'est saisir ce qu'il vit, ce qu'il perçoit, ce qu'il se représente en saisissant donc son point de vue à lui. Mais de manière que ce soit un processus cognitif et pas forcément affectif. Donc ça n'a pas forcément d'impact émotionnel chez le soignant empathique. C'est comprendre ce que ressent l'autre. Ça reste un état objectif. Donc, depuis que tu travailles en réanimation, est-ce que t'as remarqué un développement de cette empathie ou plutôt une diminution ?

Anna : Non, je pense qu'elle reste toujours la même, mais...peut-être moins justement avec les patients qui sont agressifs, parce que, ben je trouve qu'en fait on fait quand même un métier où on donne beaucoup de nous et je trouve que quand il n'y a pas de retour et ben je...ma manière d'être avec certains patients ne va peut-être pas être...je vais pas être aussi empathique. Ok Je...ça je...je ne le nie pas ! (Rire).

Moi : Donc du coup t'arrives à moduler, à t'adapter en fonction des patients, en fonction de comment tu perçois qu'ils te reçoivent.

Anna : Exactement, ouais. Et je pense que ça, ça se fait aussi...enfin après, avec les expériences, avec le temps, peut-être que...peut-être que mon...ma façon de faire a changé un petit peu avec le temps, ça, j'avoue (rire).

Moi : Ok, alors est-ce que tu as déjà eu l'impression de faire des soins sans pour autant prendre soin du patient ?

Anna : ...Attends, je réfléchis à ce que j'ai pu faire des soins sans pour autant prendre soin du patient...

Moi : ...Le service de réanimation est un service très technique...

Anna : Ouais, par exemple, dans l'acharnement thérapeutique peut-être ? Euh ouais, oui, je...par exemple, avec l'expérience que j'ai maintenant, sans...enfin voilà, j'ai une expérience paramédicale hein, je ne suis pas...je ne suis pas médecin, mais je sais que certains patients, malheureusement, avec tout ce qu'on peut faire, et ben je sais que malheureusement, on va arriver au décès. Et certains patients, et ben je trouve qu'on va au-delà de ce qu'on devrait faire. Et là je trouve que...je le fais, parce que voilà, je suis infirmière et que je fais ce qu'on me prescrit. Mais je trouve que des fois, ça va trop loin.

Moi : Ok

Anna : Voilà.

Moi : Alors je retourne sur l'empathie, est-ce qu'intuitivement, pour toi le fait d'être professionnelle va avec, ou peut aller avec le fait d'être empathique ?

Anna : Euh, bon, je pense que c'est une qualité, (rire), tout le monde ne l'a pas ! Parce que bon après, maintenant il y a plein d'infirmières, elles ne sont pas forcément infirmières pour... enfin, par vocation, mais moi pour le coup, enfin, c'était vraiment quelque chose de bien réfléchi depuis toute jeune, depuis l'adolescence. Et puis on me dit...on me disait toujours que j'étais faite pour ça. Donc voilà. Mais non, ouais attends, redis-moi la question ?

Moi : Est-ce qu'être professionnelle va avec le fait d'être empathique ?

Anna : Hum... Moi je pense qu'il faut être quand même empathique dans ce métier-là, parce que c'est dur quand même de pas l'être. Enfin je pense que tu, tu dois être vraiment dur si t'as pas d'empathie envers les patients. Je dis pas hein...là des fois je le suis pas comme je te disais avec certains patients parce que c'est dur aussi, mais les 3/4 du temps quand même, bien plus que les 3/4 je le suis hein, (rire).

Moi : Donc oui ?

Anna : Oui.

Moi : Et du coup qu'est-ce que tu penses de la place de l'empathie dans le cadre de l'humanisation des soins ?

Anna : Bon ça c'est primordial hein. Enfin si, si...si t'as pas cette qualité-là, parce que je pense que c'est une qualité hein, oui c'est une qualité, et ben tu ne peux pas être, enfin tu ne peux pas être humain avec un patient.

Moi : Et pourquoi ?

Anna : Pourquoi ? Parce que je me dis que si t'es pas empathique, donc le contraire d'empathique, c'est qui ne fait pas attention à autrui, qui n'aide pas autrui, ben ça va pas avec l'humanisation des soins. Voilà c'est tout le contraire en fait. L'humanisation des soins, c'est... c'est justement faire attention à autrui, enfin c'est de l'empathie finalement l'humanisation des soins, avec quelques techniques pour l'approche en stimulation basale. Mais enfin voilà, c'est la base.

Moi : Ok, alors donc du coup, le 4e thème, la résilience des patients. Alors déjà, est-ce que tu peux me dire comment est-ce que toi tu conçois la résilience ?

Anna : (Silence). Est-ce que tu peux me définir la résilience ?

Moi : La résilience désigne tout ce qui va graviter autour du patient en termes de ressources sociale, familiale, culturelle...et qui va définir sa capacité à lui, à résister et à se remettre des épreuves de la vie.

Anna : Spirituel aussi ?

Moi : Spirituel, tout à fait. C'est vraiment en fait tout ce qui va englober l'humain derrière le patient, et les ressources qu'il va avoir, lui, pour surmonter les épreuves de vie, donc, une maladie, une hospit en réa....

Anna : Ok ok, d'accord j'ai bien compris.

Moi : Donc est-ce que toi tu arrives à déceler et à mobiliser les ressources du patient dans ta pratique soignante ?

Anna : Alors donc les ressources de la résilience c'est ça ?

Moi : Oui, chez le patient.

Anna : Pour un patient intubé, c'est compliqué, parce que ben...un patient intubé qui arrive, on ne peut rien savoir sur lui. Heureusement, en réanimation, il y a les visites qui sont autorisées, de 12h00 à 20h00 pour les patients, bon après c'est 24/24 pour les patients qui sont en fin de vie. Mais du coup, grâce aux familles, on peut en apprendre plus sur eux. Et je pense que tu veux venir sur ça, sur la biographie sensorielle. Non, je sais pas...

Moi : Si tu veux...(acquiesce)

Anna : Grâce à la biographie sensorielle qu'on a mise en place depuis quelques années déjà dans le service, donc un patient qui n'est pas conscient, on peut interroger sa famille sur ses habitudes de vie. Ben tout ça en fait, tout ce qu'il a l'habitude de faire, ses goûts, qu'est-ce qu'il fait dans la journée, qu'est-ce qu'il mange, est-ce qu'il aime avoir chaud, est-ce qu'il aime plutôt le froid, qu'est-ce qu'il aime regarder à la télé, ou est-ce qu'il écoute la radio ? Et ça, en fait, c'est grâce à la biographie sensorielle qu'on va pouvoir mettre en place, ben...ses habitudes de vie, voilà. Et alors pour le patient conscient c'est encore mieux parce qu'il peut répondre. Enfin, on n'a même pas besoin à la limite, de lui donner la biographie sensorielle. On peut lui poser la question nous-mêmes et ça nous aide beaucoup dans la prise en charge. Je me souviens d'un patient qui était intubé, conscient mais qui en fait buvait une quinzaine de café par jour, et il était en manque de café. Enfin voilà, la caféine pour lui c'était comme une drogue. Et du coup ben avec mon binôme on lui faisais ses bains de bouche au café.

Moi : (Rire), d'accord.

Anna : Et du coup, bah c'est un truc tout bête mais ça le...enfin, ça l'aidait en fait à être patient parce qu'avec le tube ce n'était pas facile pour lui. Mais du coup ce sont des petits trucs qu'on peut mettre en place et qui peuvent aider pour le patient. Et après au niveau...social, social Ouais...donc la famille ça je te l'ai dit... La culture, moi, ça va être plutôt la religion ou de là où il vient. Moi j'aime beaucoup parler de ça parce que j'aime beaucoup voyager et du coup, ben ici, c'est vrai qu'on est quand même sur un panel de population mondiale, et on voyage beaucoup grâce à nos patients. Et c'est vrai que du coup ben moi souvent je les lance, enfin quand ils sont conscients et qu'ils peuvent parler, je les lance sur des sujets de chez eux, de leur pays ! Et puis, tout ça facilite aussi les relations et la communication, parce que les gens quand ils s'identifient à leur pays, forcément souvent, à leurs origines, et ben ça leur permet de plus facilement communiquer je trouve.

Moi : Le fait de sentir qu'on s'intéresse à eux favorise une relation de soin...

Anna : Exactement, voilà c'est ça. Après au niveau de la spiritualité par contre, là je…c'est vrai que je ne parle pas beaucoup parce que moi je suis...enfin, je suis athée. Et...mais par contre c'est vrai qu'ici, il faut être ouvert à toutes les religions, parce que sinon c'est pas facile et c'est vrai que c'est quand même quelque chose qui m'intéresse. Et je leur pose des questions aussi là-dessus...parce qu'il y a...enfin ça m'intéresse, donc voilà, j'aime bien ne pas...j'ai pas envie de mourir bête (rire).

Moi : Ok.

Anna : Voilà, je ne sais pas si ça répond à tes questions.

Moi : Si si, tout à fait, c'est parfait. La question suivante, c'était est-ce que dans l'humanisation, vous êtes dans le process de repérage des ressources que le patient peut avoir...

Anna : Ouais...

Moi : Mais du coup...

Anna : Ça y a répondu ouais.

Moi : Alors du coup, à l'inverse, selon toi, qu'est-ce qui dans ta pratique, peut influencer du coup la résilience du patient ?

Anna : Ah..! Alors en tant que femme on a quand même moins de soucis, mais par exemple les hommes pourraient avoir plus de soucis avec les femmes ici. Il y a certaines femmes qui ne veulent pas être...par exemple les femmes musulmanes qui ne veulent pas être soignées par des hommes. Et ça, c'est déjà arrivé à plusieurs reprises dans le service. Hum, moi je n'ai jamais eu de soucis, jamais eu de problèmes avec des patients qui ne voulaient pas...

Moi : Qui refusaient les soins ?

Anna : Non. Enfin, j'ai eu après des refus de soins parce qu'ils veulent partir contre avis médical. Ça, c'est déjà arrivé par exemple. Mais ça n'avait rien à voir avec nous quoi. En fait, ça avait à voir parce qu'ils n'aiment pas l'hôpital...enfin voilà ou...ils refusent de se soigner tout simplement. Mais rien à voir avec nous en général.

Moi : Ok ok.

Anna : Donc...

Moi : D'accord.

Anna : Voilà, je...ouais, repose-moi la question.

Moi : C'était dans ta pratique soignante qu'est-ce qui peut influencer la résilience du patient ? Tu y as répondu déjà partiellement...

Anna : Ouais, ouais, je cherche un autre exemple peut-être si ça pourra...(Silence). Peut-être aussi le fait que le patient soit étranger et qu'il ne parle pas notre langue, peut-être que ça pourrait aussi influencer. Il n'est pas rassuré, parce qu'il ne comprend pas tout ce qu'on lui dit, tout ce qu'on lui explique. C'est vrai que ça peut...enfin quelqu'un qui se réveille, qui a un tube dans la bouche et qui ne comprend pas ce pourquoi il est là, et si en plus autour de lui, il y a que des gens qui ne parlent pas sa langue, ça peut, je pense que ça peut influencer. Voilà.

Moi : Barrière à la relation de soin.

Anna : Exactement.

Moi : Et justement, dans ces processus d'humanisation des soins, vous recréez un environnement...

Anna : Ouais, après on a la chance aussi par exemple pour les patients étrangers, on a quand même des traducteurs, on peut faire appel aux traducteurs sur l'hôpital, donc ça peut nous aider. Et puis bon il y a la famille de toute manière, on trouve toujours quelqu'un qui peut nous aider dans la prise en charge quoi.

Moi : Ok. Alors, est-ce que tu penses que ton empathie, donc, en somme ta capacité à comprendre le patient, puisse avoir un impact sur la résilience du patient ?

Anna : (Silence). Je pense que si...attends redis moi la question, je suis désolée hein.

Moi : Oui. Est-ce que ta capacité à être empathique a un impact sur la résilience du patient ?

Anna : Oui, oui, (rire). Je pense que si je...si je ne suis pas dans l'empathie avec un patient, je pense que lui-même ne se sentira pas en assurance avec moi.

Moi : Hum.

Anna : Voilà. Et je peux encore avoir le cas d'un patient ce week-end, non, le weekend dernier, qui avait eu une moins bonne expérience avec le binôme de la nuit et qui n'arrêtait pas de me répéter toute la journée : « Oh vous êtes dans l'empathie avec moi, enfin vraiment vous m'aidez beaucoup, enfin voilà, je me sens assez rassuré avec vous, j'espère que vous êtes là demain... ». Donc vraiment je pense que ça va ensemble en fait.

Moi : Et bien très bien, c'est tout bon pour moi. Je te remercie.

Anna : (Rire) J'étais un peu stressée parce que... ce n'est pas ma matière préférée, l'oral.

Moi : C'était parfait.

Annexe C

Entretien avec Chloé

Moi : Alors, commençons par ton parcours depuis...enfin j'ai entendu dire que tu avais travaillé en réanimation, est-ce que tu peux...

Chloé : Moi j'ai été diplômée de la promo 2009-2012. J'ai été diplômée en mars 2013 et j'ai commencé en réanimation adulte à Montreuil le 2 avril 2013, et j'y suis restée jusque janvier 2021, donc 8 ans. J'ai fait 3 ans de plus en faisant fonction et maintenant je suis à l'école des cadres.

Moi : D'accord, ok. Et du coup, qu'est-ce qui t'a attiré en service de réanimation à l'origine ?

Chloé : Alors, moi, je suis quelqu'un de très carré, très organisé, et cetera. Et donc la réanimation, ça m'intéressait bien parce que c'est très technique, très carré. Certains étudiants de ma promo étaient déjà partis là-bas en réanimation et ont dit : « mais oui mais viens, c'est super ». Voilà, j'y suis allée un peu comme ça par hasard.

Moi : Et finalement, ça t'a plu ?

Chloé : Ouais, et puis je suis restée (rire), et je ne me voyais pas faire autre chose.

Moi : D'accord. Alors donc vis-à-vis de l'humanisation des soins infirmiers, est-ce que dans ta pratique, quand t'étais en réanimation, il y avait des méthodes ou des petites attentions, des approches un peu spécifiques qui permettaient de remettre de l'humain dans le soin ?

Chloé : Hum... Alors quand je suis arrivée là-bas, c'est vrai que c'est un service de réanimation tout ce qui a de plus classique. Alors tu connais les locaux hein, mais du coup tout est vitré à l'intérieur/extérieur. Et c'est vrai qu'on avait tendance à pas forcément fermer les portes, à pas forcément fermer les stores lors des soins. On avait tendance à mettre de la musique quand on faisait les toilettes, pour les patients intubés et sédatés. Donc voilà, on ne se préoccupait pas tant que ça finalement, du bien-être du patient et puis assez rapidement, parce que ça a commencé je crois...l'humanisation des soins, le projet, il a commencé, je pense, en 2012, mais la première formation, elle a eu lieu en 2013 quand je suis arrivée. Et donc assez rapidement, on a eu cette formation-là. Donc au début, il y avait de la théorie où on nous réexpliquait ce que c'est l'humanisation des soins, comment, quelles méthodes on allait utiliser, donc la stimulation basale, qui à la base est réservée en gros à la réanimation néonatale. Nous, on était le premier service en France à l'avoir mis en place en réanimation adulte. Et on a découvert en fait l'approche expérientielle, c'est-à-dire qu'on a été mis en situation. Donc moi par exemple, j'ai été mise en situation sur comment est-ce qu'on remonte un patient dans le lit, avec nous notre façon de faire. C'est-à-dire que pour remonter un patient dans le lit, en fait on le mettait en déclive, donc avec la tête en bas, et ensuite on le remontait. Et en fait moi j'ai vécu cette expérience-là puisque mes collègues me l'ont fait, et c'est...terrible (rire). C'est terrible, et en fait je me suis dit plus jamais je le referais. Voilà donc on a mis en situation sur ça, sur par exemple de la contention et on nous chatouillait le bout du nez, mais le fait de pas pouvoir se chatouiller le bout du nez c'est terrible. On a été mis, donc les yeux bandés dans un endroit du service qu'on connait par cœur finalement. Mais le fait de pas savoir où on était, c'était extrêmement anxiogène. Donc voilà, c'est vraiment cette expérience-là qui, qui fait prendre conscience que ben on n'a peut-être pas les bonnes pratiques finalement. Et à partir de cette formation-là, les choses ont changé. On a plus prêté attention aux ressentis du patient.

Moi : Ça a duré combien de temps à peu près la formation ?

Chloé : Alors il faut que je m'en souvienne, mais je pense que c'était à peu près 3 jours.

Moi : D'accord, et donc vous l'avez plutôt bien accueilli en fait ?

Chloé : Oui, alors au début quand on nous a annoncé ça, on s'est dit « oh ça va être nul, on nous prend la tête pour pas grand-chose finalement ». Et puis après avoir fait la formation ; d'avoir vécu les situations, on s'est dit « ah ouais bah finalement c'était bien ». Et moi, ça m'a donné envie de m'impliquer encore plus dans ce travail-là.

Moi : D'accord. Donc justement après cette formation, tu dis que tu as voulu t'impliquer un petit peu plus, est-ce que tu as vu un changement sur la charge émotionnelle qui était portée par la relation avec le patient ? Je ne sais pas, dans le fait de mettre plus d'humain dans le soin, d'être plus conscient de certains gestes, de certaines conséquences par rapport aux pratiques de soins, est-ce que ça impacte aussi l'implication émotionnelle ?

Chloé : Alors...Je ne sais pas trop répondre à cette question. Parce que je ne me souviens pas comment c'était avant. Donc je ne peux pas dire oui...ni oui ni non en fait, mais c'est vrai qu'en réanimation, on a tendance un peu à se blinder. Et il y a des situations qui nous touchent plus que d'autres. Voilà, mais au-delà du patient, moi c'est la famille, la relation que j'avais avec la famille. Pour moi, c'est plus émotionnellement difficile, la famille à gérer, que le patient. Parce que le patient, ben voilà, il est là, on fait ce qu'il faut, et puis, malheureusement, s'il doit décéder, et bien il décède. Oui, ça me touche, mais moins que d'avoir tissé un lien avec une famille. Par exemple sur un patient qui est là depuis plusieurs jours, plusieurs semaines, plusieurs mois parfois, c'est plus difficile pour moi à gérer l'émotion avec la famille. Mais c'est vrai que, bizarrement, on peut penser qu'au fur et à mesure des années on se blinde encore plus, mais moi je vais dans le sens inverse des autres (rire). C'est-à-dire qu'au début j'étais très blindée, et puis plus ça allait et moins j'étais blindée, et du coup, plus j'avais une charge émotionnelle importante... Jusqu'au covid où la charge émotionnelle a explosé. Et je n'ai plus supporté cette...cette charge émotionnelle-là, et c'est aussi pour ça que je suis partie.

Moi : Et si on creuse un petit peu, justement, toi, est-ce que t'as réussi à identifier les raisons qui ont fait que finalement ça allait dans une diminution du blindage ?

Chloé : Bah je pense que, à force de voir la souffrance, les décès, et cetera, et cetera, ben en fait, on accumule, on accumule, on accumule, et même si on veut se blinder, bah au bout d'un moment ça explose, ça ressort. Et voilà je me dis que finalement il ne fallait peut-être pas être blindée dès le départ, parce qu'en fait, ne pas se blinder ça permet de pouvoir sortir les émotions aussi. Et voilà, moi j'ai peut-être fait l'erreur de...de faire ça et du coup je suis allée en sens inverse des autres.

Moi : D'accord. Je trouve ça génial que tu en parles, parce que c'est justement le questionnement de départ de mon mémoire. Ok. Alors du coup, on retombe sur cette question...Tu y as déjà, j'imagine, un petit peu répondu, mais tu as déjà dû t'identifier à un patient. Qu'est-ce que ça a induit, si tu devais décrire ce que cela induit sur ta relation de soin ?

Chloé : Alors moi je ne me suis pas identifiée à un patient. J'ai fait un transfert avec une patiente, je venais de perdre ma grand-mère à ce moment-là. Je me souviens très bien de cette patiente, elle s'appelait Violette. Elle était au box 7. Et en fait, c'était une dame qui avait 92 ans et qui venait pour une détresse respiratoire aiguë. Les médecins voulaient absolument l'intuber. Et la patiente refusait. Elle refusait clairement. Elle, elle disait : « mais laissez-moi tranquille ». Elle mettait le drap sur sa tête, comme pour s'étouffer et cetera, et en fait c'est sa petite fille qui l'accompagnait. Émotionnellement, c'était très difficile. Je me suis battue avec les médecins et pas au sens physique, mais au sens...voilà, j'ai...j'ai pas lâché l'affaire. Je ne comprenais pas qu'on veuille intuber cette patiente de 92 ans qui voulait juste qu'on la laisse tranquille. J'avais la petite fille qui soutenait un peu cette démarche-là en disant en fait « non, laissez-la tranquille », voilà. Mais les médecins voulaient s'acharner. Je ne sais pas pourquoi, je n'ai toujours pas compris pourquoi, mais à force de discussion et de...j'ai réussi à avoir gain de cause. À plusieurs médecins hein, finalement ils ont décidé que ben effectivement c'était pas raisonnable de l'intuber à 92 ans. Et on l'a finalement laissé partir. Et ça a été très très difficile pour moi émotionnellement avec la petite fille, parce que c'était la petite fille qui était à côté de sa grand-mère et...et voilà. Moi j'ai beaucoup transféré à ce moment-là, et c'est vrai que ça a été une situation qui m'a marqué encore maintenant, je voilà, je revois cette patiente dans son lit, ce tout petit bout de femme mettre le drap sur sa tête comme pour s'étouffer, en disant « laissez-moi tranquille ». Et oui je m'en souviendrais toute ma carrière, je pense que Violette je ne l'oublierais pas.

Moi : Et du coup, par rapport à la juste distance, comment tu vois cette implication et en parallèle la juste distance, est-ce que à ce moment-là, peut-être, t'as ressenti que tu étais trop impliquée, enfin comment tu t'es sentie ?

Chloé : Alors sur le moment en fait, j'étais tellement révoltée on va dire, que j'étais dans l'action, il fallait absolument que je les empêche de l'intuber. Ce n'était pas possible pour moi et que voilà, il fallait qu'ils fassent quelque chose, donc j'étais tellement active que je n'ai pas pris la pleine mesure de mon impact émotionnel. Mais après, quand voilà, quand elle est décédée, là je en fait, je me suis effondrée avec la petite fille. Voilà. C'était comme si moi je perdais ma grand-mère encore une fois. Et la juste distance, elle est vraiment difficile à trouver. Alors ça va être horrible ce que je vais te dire, mais y a des patients qui décèdent et ça ne nous implique pas plus que ça. Enfin voilà, j'en ai vu des tonnes et des tonnes partir et...ça ne va pas forcément impliquer mais voilà, encore une fois, moi c'est vraiment ce lien avec la famille...c'est ça qui pour moi est le plus dur à gérer quand on a là une famille à qui on s'attache, bah quand le patient décède, ben on est malheureux avec la famille en fait. La juste distance est difficile à trouver.

Moi : Mais du coup plus avec la famille ?

Chloé : Plus avec la famille, ouais.

Moi : La gestion de la charge émotionnelle familiale.

Chloé : Ouais. Parce qu'en fait, sur le côté patient, pour moi c'est rationnel de me dire ben en fait, là on a fait tout ce qu'on a pu, malheureusement on n'arrive pas à le sauver. C'est rationnel, donc pour moi il n'y a pas d'impact émotionnel particulier. Oui ça me...ça me, voilà, il y a des patients de trente ans qui sont décédés, bah ça m'affecte. C'est triste pour eux parce que ce n'était peut-être pas le moment qu'ils décèdent, ils avaient encore plein de choses à vivre, mais j'ai la satisfaction de me dire qu'on a tout essayé, et que ben s'ils décèdent, c'est qu'il n'y avait plus rien à faire. Pour moi c'est voilà, c'est rationnel. Mais du coup de voir la souffrance de la famille, c'est autre chose, là, c'est de la vraie implication relationnelle en fait, je distingue le relationnel du patient et le relationnel avec la famille.

Moi : C'est peut-être quelque chose qui aura plus tendance à nous échapper.

Chloé : Ouais, c'est ça. C'est que l'on peut gérer notre impact, notre implication émotionnelle avec le patient, mais avec la famille c'est beaucoup plus difficile parce que c'est des patients qui, qui enfin, c'est des familles avec qui on parle, avec qui on discute.

Moi : C’est un peu hors cadre en fait.

Chloé : Hors cadre, complètement.

Moi : Ok. Et donc toi c'était quoi ta posture par rapport à eux ?

Chloé : Alors ça dépend aussi des atomes crochus hein. Mais…Je pense que c'est important que les soignants soient proches des familles, parce que ben c'est nous qui veillons sur leurs proches finalement 24h/24. Et ils ont besoin de nous, de pouvoir nous parler, nous expliquer, nous…nous raconter aussi parfois la vie du patient. C'est important pour eux, pour que nous on prenne mieux en soin le patient. Et puis c'est aussi toute la base de l'humanisation des soins en réanimation. C'est…voilà, la biographie sensorielle, c'est aussi…ben voilà, retranscrire les habitudes de vie du patient, donc on est obligé finalement de communiquer avec eux, sur les patients à proprement parler quoi.

Moi : Alors du coup, ça va nous amener au 3e thème, donc l'empathie des soignants. Alors je vais juste avant te demander ce que c’est pour toi l'empathie et ensuite te donner la définition sur laquelle je pars dans mon mémoire pour qu'on puisse être sur la même longueur d’onde.

Chloé : Alors pour moi, l'empathie, c'est…bah justement ne pas trop s’impliquer, rester neutre dans des situations…Euh, c’est ma définition théorique, hein. J'ai pas dit que c'était ce que j'appliquais. Pour moi, l'empathie, c'est ne pas trop s'impliquer émotionnellement dans une situation.

Moi : Ok, tout en la comprenant.

Chloé : Tout en la comprenant bien évidemment.

Moi : D'accord. Ok bah écoute effectivement, moi je suis partie sur cette définition aussi, qu’on avait cette compréhension du patient, qu'on était potentiellement capable de se mettre à sa place pour saisir ce qu’il vit, son point de vue, donc mieux le comprendre. Donc c'est un effort d'attention, et ça ne veut pas forcément dire qu'on est impacté émotionnellement, qu'on comprend émotionnellement ce qu'il est en train de vivre. Donc c'est plus, en fait un état qui implique de l'objectivité plutôt que de la subjectivité, et c'est une relation cognitive plutôt qu'affective. Alors, du coup tu as déjà un petit peu répondu à cette question, mais c'était depuis que tu travailles en réanimation, est-ce que tu as remarqué plutôt un développement ou une diminution de cette empathie ? On revient au blindage. Je ne sais pas si tu veux ajouter quelque chose par rapport à ça...

Chloé : Bah du coup, c'est une diminution de l'empathie, j'ai été beaucoup moins capable de prendre du recul et de faire la différence entre mon travail et mon affectif quoi. Après, voilà entre temps je suis devenue maman, j'ai évolué dans ma vie. Et peut-être que c'est ça aussi qui fait qu'on arrive moins...

Moi : Ok je vois, parce que du coup, toi tu perçois que tu...Alors une diminution ou justement une augmentation de l'empathie qui a fait que tu t'es...

Chloé : Oui, une augmentation de l'empathie.

Moi : Ok.

Chloé : Qui fait que je me suis déblindée, entre guillemets.

Moi : D'accord. Et donc, est-ce que tu as déjà eu l'impression de faire des soins sans pour autant prendre soin du patient, au cours de ta carrière en réanimation ?

Chloé : (Silence)...Non...je...peut-être au début, quand on faisait les toilettes sans faire attention, en mettant de la musique, en se racontant nos vies, et cetera...peut-être que oui, là on ne prenait pas vraiment soins des patients, mais après, finalement la formation à l'humanisation des soins elle est venue très vite. Et je n'ai pas eu l'impression de faire des soins sans prendre soin du patient.

Moi : Finalement, ça vous a fait faire attention à chaque détails...

Chloé : Ouais.

Moi : Alors, est-ce que pour toi être professionnel va avec le fait d'être empathique ?

Chloé : (Silence). Moi, je dirais que c'est propre à chacun. On ne peut pas exiger la même chose de tous les professionnels. On a notre propre vécu, notre propre expérience, des moments qui sont plus difficiles que les autres. On ne peut pas être empathique…on ne peut pas avoir la juste mesure de l'empathie à chaque moment de la vie, ce n'est pas possible, c'est vraiment propre à chacun.

Moi : Et toi, dans l'idéal des choses, comment est-ce qu'on gère cette empathie en tant que soignant ?

Chloé : Est-ce qu'on la gère vraiment ? (Rire). Je ne suis pas sûre qu'on l'a gère vraiment. Je pense qu'on fait comme on est, et au moment T. Mais je ne suis pas sûre qu'on puisse vraiment la gérer.

Moi : Et qu'est-ce qui la détermine ? Est-ce qu'il y a peut-être, des conditions de travail ou mentale, qui font qu'on va être plus disponible finalement ?

Chloé : Ce projet de service là, l'humanisation des soins, ça…ça développe un petit peu finalement cette empathie-là, c'est voilà, le prendre soin, le développement de la relation enfin, je pense que ça dépend vraiment du service dans lequel on travail, ça dépend de la personne qu'on est, des personnes avec qui on travaille, et puis des patients et des familles quoi. C'est…enfin pour moi ce n'est pas contrôlable sur toute la durée de sa carrière.

Moi : Alors donc nous arrivons au 4e thème, la résilience des patients. Encore une fois je vais te demander ce que c'est pour toi la résilience et ensuite je te donnerai la définition sur laquelle je m'appuie. Qu'est-ce que t'inspire le mot résilience ?

Chloé : Et ben…la résilience, bin je n'en sais rien, je ne me suis pas posée la question, c'est pas un mot que j'utilise (rire). Euh je dirais peut-être…l'acceptation, ou un truc comme ça.

Moi : Hum hum, ok. Ben écoute, finalement, on en revient à ça. La résilience, ça va être tout ce qui gravite autour du patient en termes de ressources sociale, familiale, culturelle, et qui va définir sa capacité à résister et à se remettre des épreuves de la vie. Donc finalement on retrouve capacité d'acceptation. Alors, dans ta pratique, est-ce que tu arrives, ou arrivait à déceler et mobiliser les ressources du patient ?

Chloé : (Rire). Vaste question. (Silence). Mobiliser les ressources du patient…

Moi : Ou à déceler déjà dans un premier temps.

Chloé : C'est compliqué, hein, parce qu'en réanimation, les ressources du patient…

Moi : Elles sont où ?

Chloé : Elles sont où ? Voilà, c'est ça. Quand le patient il est sédaté, intubé, et cetera… Bin je ne vais pas pouvoir utiliser les ressources du patient. Mais après est-ce que la famille n'est pas une ressource aussi ? Peut-être, et dans ce cas-là oui on peut utiliser la famille pour certaines choses. Et après…moi je pars du principe que le patient de toute façon il doit être acteur. Donc une fois qu'il est réveillé ou pour les patients qui sont vigiles en réanimation…bin utiliser les ressources du patient…c'est voilà, développer enfin, lui redonner un peu d'autonomie, l'encourager à se reprendre en main, par exemple, le mettre au fauteuil...enfin, je sais que moi quand je suis arrivée avec mon ancien chef de service, on mettait beaucoup les patients intubés, non sédatés au fauteuil. Et en fait, après, c'est quelque chose qui s'est beaucoup perdu. Je crois sur ma fin de carrière, je n'en ai plus jamais remis au fauteuil. Et c'est dommage parce que déjà sur le plan ventilatoire, c'est bien, ça a des vertus. Et puis voilà, je pense que c'est aussi utiliser les ressources du patient que de le mobiliser, lui faire retrouver son autonomie, parce qu'on sait que, bin c'est dur en réanimation, c'est beaucoup de perte musculaire, et que derrière la rééducation va être beaucoup plus longue...C'est tellement propre à chaque patient que c'est difficile de répondre à cette question.

Moi : Hum, pour toi, la première ressource du patient à mobiliser, c'est son autonomie en fait. C'est le fait de le rendre acteur.

Chloé : Ouais.

Moi : Ok. Est-ce que l'humanisation des soins t'a aidé dans ce processus de déceler des ressources, et mobiliser des ressources qui vont pouvoir aider le patient ?

Chloé : Non, pas sur ce sujet-là. L'humanisation des soins...je ne sais pas...en fait je ne me suis jamais posée la question. Je ne me suis jamais posée la question par rapport aux ressources des patients. Pour moi, c'est naturel que de lui demander son avis, mobiliser son autonomie, de...non je ne pense pas que l'humanisation des soins ait augmenté ça, enfin à mon sens.

Moi : Alors du coup, selon toi, qu'est-ce que...qu'est-ce qui dans ta pratique soignante peut influencer la résilience du patient ?

Chloé : Très philosophique comme question (rire). Qu'est-ce qui peut augmenter la résilience du patient ? (Silence). Bah, la famille. Je pense que la discussion avec la famille, connaître le patient, je parle pour les patients qui ne sont pas forcément aptes à nous parler parce qu'ils sont intubés, ou parce qu'ils ont des troubles cognitifs, et cetera...je pense que voilà, connaître le patient à travers sa famille, ça permet aussi de savoir qui on a en face de nous, qui on prend en soin, et comment est-ce que justement on va pouvoir mobiliser cette résilience-là, en faisant des choses auxquelles il pourrait adhérer. Ça ne veut pas dire que ça va fonctionner à tous les coups, parce que peut-être que ce jour-là, ce ne sera pas le bon jour (rire)...Et puis après voilà, discuter avec le patient, s'intéresser à lui, à ce qu'il fait dans la vie…Je me souviens qu'on avait un patient qui était peintre, artiste peintre, et on le laissait faire ses aquarelles dans sa chambre. Donc voilà, c'est des petits trucs comme ça qui ne veulent pas dire grand-chose mais qui finalement sont importants pour les patients, parce que plutôt que de regarder la télé et de déprimer toute la journée, et bah lui il faisait ses aquarelles, et puis il était content. Et du coup ça développe aussi ce lien avec l'équipe, en se disant voilà « ils font attention à moi, ils font attention à ce que je fais, ils prennent soin vraiment de moi ». Je pense que ça, ça fait beaucoup.

Moi : Ok, donc c'est passé à la fois par ce que peut t'apporter comme informations la famille ou ce qu'on peut savoir des activités, des hobbies du patient, et adapter en fait la posture pour créer un cocktail qui va lui permettre...

Chloé : Ouais.

Moi : Ok, alors, dernière question : est-ce que tu penses que ton empathie, ou ta capacité à comprendre le patient peut avoir un impact sur sa résilience ?

Chloé : Alors, est-ce que mon empathie, a un impact sur sa résilience…Honnêtement, je ne sais pas, je… (silence). Sûrement, sûrement que oui, mais c'est tellement naturel, on ne se posait pas ces questions-là nous (rire). Non mais c'est vrai, on ne se pose pas ces questions-là, mais j'imagine que oui, je, j'imagine que…je l'imagine dans l'autre sens, j'imagine qu'un soignant qui prend en charge un patient mais qui ne s'intéresse pas du tout à lui, bah forcément le patient il a plus de chance de se braquer. Donc j'imagine que oui, le prendre soin du patient, ça augmente la résilience du patient.

Moi : Parce que finalement ça ferme la relation en fait.

Chloé : Ah bah oui, complètement. Et, voilà. Oui, mon empathie à plus de chance d'augmenter la résilience du patient, en y réfléchissant.

Moi : Comment ?

Chloé : (Rire). Non, bah c'est tout ce que je viens de dire, c'est voilà, c'est s'intéresser à lui et puis communiquer avec lui, m'adapter, euh, par exemple si on en revient aux contentions, tu as peut-être vu les contentions alternatives qu'on utilise, ou les modes de contention alternatifs. Moi j'ai toujours dit, moi je dors sur le côté, je n'arrive pas à dormir sur le dos c'est impossible. Donc si un jour je devais être intubée et qu'on m'attachait, crucifiée dans mon lit sur le dos, bah forcément j'aurais peut-être du mal à dormir, alors que si on me mettait sur le côté peut-être que ce serait mieux. Bah ça, c'est s'adapter au patient, et c'est augmenter sa résilience. Passer des contrats avec des patients, des contrats affectifs, passer des contrats avec des patients qui sont intubés mais réveillés, en leur disant qu'on leur fait confiance : « je vous laisse détaché, mais par contre, pas de bêtises, parce que si vous vous auto-extubez, la prochaine fois je vous attache ». Grâce à ces contrats-là, bah c'est pareil, c'est se faire confiance mutuellement en fait, moi je vous fais confiance, donc vous derrière, vous me faites confiance, et ça va bien se passer. Et forcément voilà, ça augmente l'acceptation du patient et on voit qu'en fait finalement il n'y a pas plus d'auto-extubation quand on détache les patients. Donc les patients ils comprennent finalement, et c'est en ça que je dis aussi qu'il faut les rendre acteur de leur prise en charge, c'est de leur expliquer les risques, voilà, si vous vous auto-extuber, voilà ce qui peut se passer derrière… Et voilà, les impliquer, leur faire prendre conscience, leur expliquer, tout ça, ça augmente aussi je pense la résilience du patient.

Moi : Très bien, je te remercie.

Chloé : De rien.

Annexe D

Entretien avec Justine

Moi : Alors, est-ce que tu peux me dire depuis combien de temps tu travailles dans le service ?

Justine : Et bah cette année, ça fera 12 ans.

Moi : 12 ans.

Justine : Ouais.

Moi : Ok. Et pourquoi tu as choisi le service de réanimation ?

Justine : Pourquoi la réa ? Euh vraiment ? (Rire).

Moi : Bah oui, (rire).

Justine : Ça s'est fait un petit peu par hasard parce que je n'avais pas moi de...service dominant à la fin de mon diplôme, à la fin de mon cursus. Et je suis venue avec une future collègue, Estelle. Elle est venue déposer son attestation de réussite et on m'a proposé un poste en réa. J'ai dit : « ok, pourquoi pas, mais je n'en ai jamais fait ». Elle m'a dit : « oh ça, c'est pas grave ». Très bien. Et puis ça s'est fait comme ça. Et depuis je suis restée.

Moi : Et ça t'a plu du coup ?

Justine : Ça m'a plu, la première année était très compliquée et puis l'année suivante...tu te fais ta petite bosse...

Moi : Et pourquoi c'était compliqué au début ?

Justine : Première année, parce qu'en réa, la première année c'est compliqué. Enfin d'autant plus quand t'as pas fait du tout de réanimation ou des soins compliqués, voilà...j'ai juste fait des perfs, ou des prises de sang, basiques quoi. KT central et KT artériel je ne connaissais pas, et l'intubation, je ne connaissais pas non plus. Et c'est compliqué d'acquérir l'organisation de la réanimation, la rigueur, qu'on nous imposait à l'époque. Mais c'est bien parce que ça te permet d'avoir cette rigueur qui t'assure une sécurité de ton malade...Voilà, d'être plus réactive et plus organisée par la suite.

(Interruption par une sonnette, nous nous sommes finalement installées dans une salle de staff).

Moi : Cette petite coupure va nous permettre de passer à l'humanisation des soins. Donc on ne revient pas sur ce que c'est, tu es déjà très au courant (rire). Donc est-ce que tu peux me dire directement si tu as des exemples de postures, d'approches ou de pratiques qui permettent de remettre de l'humain dans le soin ?

Justine : Euh alors...Je sais que, enfin ici, ce qu'on pratique globalement...on est assez centré sur la personne, pas le bien-être parce que ce ne sont pas des soins de bien-être, mais en tout cas d'essayer de réincorporer un peu d'humain dans les soins. Et ça commence par des trucs basiques hein mais du style fermer les stores, faire participer au maximum enfin quand c'est possible le patient évidemment, et toujours parler aux malades, ça c'est le truc basique qu'on devrait avoir tous que ce soit en réa ou ailleurs mais voilà. Ensuite, on a axé beaucoup sur l'alimentation, et par le biais de la biographie sensorielle. Je ne sais pas si tu avais connu, mais, oh bah si...

Moi : Tout à fait.

Justine : Voilà chez les patients chez qui on va interroger soit les familles, soit les patients directement, et sur les habitudes de vie qui sont à la maison, que ce soit sur le sommeil, l'alimentation, des activités style s'il veut la télé...voilà si...s'ils ont d'autres hobbies. Et donc on va essayer de recentrer le patient au centre du soin, et non pas mettre des soins avec... sur un patient. On met vraiment le patient au centre. Quand il va mieux ou même quand il commence à sortir du coma, parce -que c'est plus compliqué quand ils sont dans le coma, mais ça se fait aussi, mais c'est plus compliqué, on va les intégrer dans les démarches de...par exemple, tout ce qui est repas, essayer de...quand on va faire des soins de bouche, bah s'il y a quelqu'un qui aime bien le café, on va essayer de faire des soins de bouche au café quand c'est possible, évidemment, quand il y a candidose c'est plus compliqué, mais voilà, quand c'est possible, on le fait quoi. Donc ça, ça va être chez les patients qui sont intubés, dans une phase de réveil et, ouais, dans la mesure du possible toujours. Et ensuite ça va être, je ne sais pas, quand les patients commencent à être bien réveillés et qu'ils arrivent à nous répondre ou quand ils sont extubés, bah on va essayer de mettre en lien avec la diet des repas qui favorisent, ou la famille s'il n'y a pas de régime particulier, ou en tout cas si la famille peut cuisiner et rapporter. Après, quant au soin esthétique, on essaie de favoriser les douches si possibles, pour faire comme à la maison, si ce sont des personnes qui prennent une douche, évidemment, mais sinon ça va être des soins du corps. On va beaucoup faire des massages, des soins, pas des mains, mais je sais qu'on a eu quelqu'un qui a fait beaucoup de soins esthétiques... avant on ne prenait que les produits de l'hôpital, maintenant la famille rapporte leurs produits et c'est vrai qu'on fait plus de shampoings, de soins, on coupe les cheveux, enfin voilà, si c'est une dame et qu'elle veut être rasée, je ne sais pas les jambes ou les aisselles bah on essaie de raser. Enfin voilà pour qu'elles se sentent mieux, et qu'ils se réapproprient leur corps petit à petit quoi. Donc ça c'est le côté esthétique. Et ensuite, bah on essaie d'apporter de la famille, quand c'est possible toujours, dans tous les cas, tout ce que je veux dire c'est dans la mesure du possible évidemment. Donc ça va être des visites dès que possible à partir de 13h00, on n'a pas élargi les horaires à H24, c'est toujours 13-20. Et d'apporter des photos. Enfin on essaie de tapisser, de rendre l'environnement un peu plus accueillant. Et voilà, je sais que pendant le covid, il y avait même eu, et c'était des cas covid, des visios. Eh bien on avait une tablette, on avait eu des dons de tablette, et pour les patients qui… chez qui on pouvait, on faisait des visios, pour apporter la famille puisque les visites étaient interdites. Donc voilà, je sais que l'adresse mail qui a été mise en place pendant le covid, elle est toujours d'actualité, on reçoit parfois des photos directement sur cette boîte et la secrétaire va nous les imprimer, nous on imprime les photos si on peut, ou alors c'est les familles qui impriment directement. On fait aussi de la musique, maintenant on a une petite enceinte, bon on a aussi le portable. Mais quand on leur demande les goûts musicaux ou que la famille nous le dit, on essaie de mettre de la musique quand c'est possible. Globalement c'est à peu près ça…

Moi : C'est déjà un beau tableau.

Justine : Oui on essaie après encore une fois c'est pas toujours possible tu vois, mais…après moi j'sais que j'ai tendance à…même chez une personne diabétique, équilibrée à peu près en tout cas, qui n'est pas en décompensation acido-cétose quoi, mais tu vois un petit vieux sous diabète, si ça lui fait plaisir de manger une viennoiserie, bah c'est pas grave, on ajustera plus tard l'insuline. On s'en fout, on essaie de faire plaisir comme on peut… mais ce n'est pas toujours simple…

Moi : Oui, ça tourne beaucoup autour de la communication finalement.

Justine : Ah clairement, enfin t'es obligé d'avoir une communication qu'elle soit verbale ou non verbale forcément, mais par des soins…enfin le touché et forcément tu es obligé sinon c'est compliqué…et sans communication tu n'as pas d'humanité.

Moi : On passe à côté de la relation de soin.

Justine : Oui clairement oui.

Moi : Est-ce que tu trouves justement qu'entretenir une relation de soin donc plus humaine entre guillemets avec ce projet, l'humanisation des soins apporte, ou t'a apporté une charge émotionnelle en plus ?

Justine : Euh, en plus, je ne sais pas. Probablement, parce que tu…Là où on se forge un peu une carapace en tant que soignant…soit tu gardes cette carapace hein, pour te protéger tout simplement, soit tu la laisses tomber un peu et forcément ça t'affecte, que ce soit une situation grave ou moins grave, même les trucs positifs, mais forcément ça t'affecte, et je pense c'est soignant dépendant pour le coup. Personnellement il y a des cas oui qui m'ont affecté, parce que tu restes, mine de rien…t'es pas que soignant, tu restes humaine, et puis t'as tes failles et t'as ta personnalité…et comment t'es avec tes patients aussi. Et forcément ça joue dans la relation que tu vas instaurer avec ton patient. Et s'il se passe quelque chose, de négatif, je ne sais pas ton patient s'aggrave ou fini par décéder… Moi je pense que ça ajoute…voilà sur ta charge mentale, charge affective en tout cas. Mais après je pense c'est soignant dépendant.

Moi : C'est soignant dépendant ?

Justine : Oui. Tu as des soignants qui ne vont pas tisser de liens avec leurs patients, mais ça c'est comme partout et voilà.

Moi : Et toi dans le processus d'humanisation des soins, ça a eu un impact sur ta charge émotionnelle ?

Justine : Ça va…pas forcément de manière négative, mais ça va forcément m'impacter. Et même tu te sens un peu plus léger quand tu vois que ton patient finalement, je ne sais pas, là où il peut y avoir des tensions parce qu'il est à l'hôpital, il n'est pas content…ça voilà, et on lui balance une pathologie qu'il n'avait pas, ou alors qui s'est aggravée. Enfin bref peu importe. Et là toi tu vas enfin, t'arrives avec tes soins qui sont invasifs, enfin tu…globalement on ne leur fait pas forcément du bien. Ben t'essaies d'adoucir un peu cette réalité et de te dire c'est un peu grâce à moi quoi. Donc t'as un genre de reconnaissance même si elle n'est pas forcément avouée de la part du patient parce que y'en a qui ne te le diront jamais. Mais voilà, te dire bon ben j'ai un peu amélioré son bien-être et ça, c'est tant mieux quoi. Tu te dis je ne suis pas complètement inutile, et je ne suis pas là à faire que des soins invasifs quoi, surtout en réa pour le coup.

Moi : Hum. Tout à l'heure t'as dit que justement tu t'étais déjà identifiée, ou il y avait des patients qui t'avaient marqué plus que d'autres, qu'est-ce que ça, ça induit dans ta relation de soin avec les patients ?

Justine : Avec ce genre de patient ?

Moi : Hum.

Justine : Euh, c'est des relations qui sont un peu, pas malgré toi parce qu'on l'instaure, mais où tu te sens plus engagée auprès d'eux. Enfin pas forcément plus engagée mais en tout cas plus investie, parce que tu te dis qu'il y a quelque chose de spécial avec ce patient-là, plus qu'avec un autre...enfin comme avec les personnes lambda, t'as des relations que t'as pas avec d'autres quoi. C'est un peu pareil avec les patients et...le truc c'est que bah...c'était quoi la question (rire) ?

Moi : Est-ce que ça...comment ça a modifié ou pas ta relation de soin avec lui ?

Justine : Peut-être que je suis plus investie. Ou en tout cas peut-être plus compréhensive. Enfin je ne dirais pas que je vais moins comprendre l'autre, mais...je ne suis peut-être pas à égalité effectivement. Ce n'est pas bien hein, mais je suis peut-être moins à égalité avec quelqu'un qui serait aigri, qui n'aura pas envie de me voir quoi. Ce qui peut se concevoir aussi quoi...donc bon, mais globalement effectivement, je pense que tu as quand même modification de l'implication.

Moi : Et justement, est-ce que t'arrives à t'impliquer en gardant la juste distance, ou en ayant l'impression de garder une juste distance ?

Justine : (Silence) Hum…Oui (rire). Je, oui, on va dire oui (rire). Si globalement, si quand même. Après il y a des…maintenant, je sais que je prends plus de reculs sur des situations qui sont compliquées. Parce que je suis humaine aussi et que je n'ai pas envie de transporter tous les sacs de la réa chez moi quoi. À un moment donné, j'ai envie d'avoir la tête légère et puis de toute façon voilà…ce qui arrive aux patients n'est en soi pas de ta faute, et tu ne peux pas ramener toutes les misères du monde chez toi quoi.

Moi : Très bien. Alors du coup, le 3e thème donc, l'empathie des soignants. Je vais juste te demander avant ce que c'est l'empathie pour toi, parce que ça regroupe, ça peut regrouper plein de définitions différentes et je voudrais qu'on parte sur la même définition, après je vais te donner celle sur laquelle je pars dans mon...

Justine : Dans ton truc.

Moi : Voilà. Toi, là, comme ça, ça te fait penser à quoi l'empathie ?

Justine : Bah l'empathie, c'est la capacité à ressentir les émotions des autres…et la façon dont ça t'affecte.

Moi : Alors effectivement, on est là-dedans, il y a juste une petite nuance. C'est savoir se mettre à la place d'autrui, saisir ce qu'il veut, comprendre son point de vue. Mais il n'y a pas forcément ou pas dans tous les cas, un impact émotionnel.

Justine : D'accord.

Moi : On va plus traduire l'empathie comme une relation cognitive plutôt qu'affective, et objective plutôt que subjective. Donc il peut y avoir une implication émotionnelle, mais pas forcément. C'est vraiment autour de la compréhension globale qu'on va avoir du patient.

Justine : Ok.

Moi : Alors, depuis que tu travailles en réanimation, tu l'as déjà un petit peu évoqué, mais est-ce que tu as observé plutôt une augmentation, ou une diminution de ton empathie envers les patients ?

Justine : Je dirais que c'est variable, en fonction de mon état de fatigue. Maintenant je pense que je suis plus empathique, parce qu'en début de carrière j'étais axée sur mes compétences à acquérir et les connaissances heureusement, et que maintenant je suis plus à l'aise avec mon métier. Je ne dis pas que je n'apprends plus rien mais en tout cas moins quoi. Et donc je peux me concentrer plus sur la communication…enfin voilà sur le côté un peu humain de mon métier quoi.

Moi : D'accord, donc finalement ce que tu dis c'est que tu as besoin d'être disponible émotionnellement, et au niveau des savoirs : être sûre des savoir-faire que tu vas apporter aux patients, pour pouvoir donner cet espace empathique.

Justine : Bah je n'arrive pas à me dédoubler, c'est-à-dire que si je dois faire un soin que je ne connais pas, il faut que je sois concentrée sur ce soin-là. Et si je suis sur mon soin, je ne suis pas à parler avec mon patient par exemple en faisant le soin. Parce que je n'ai pas envie de me louper. Mais euh, je pense que, ça, soit tu es, en règle générale, t'es à l'aise avec ton soin et tu peux communiquer avec ton patient, soit tu ne l'es pas et tu ne peux pas communiquer parce que tu es concentrée sur ce que tu fais, donc tu communiques après, soit tu ne l'es pas, t'as pas la compétence, mais tu donnes le change en communiquant. Qu'est ce qui est le mieux, je ne sais pas, je ne dirais pas la dernière, mais bon après voilà !

Moi : D'accord. Très intéressant. Est-ce que tu as déjà eu l'impression de faire des soins sans pour autant prendre soin du patient ?

Justine : Ouais. Ça m'est arrivé dans des cas où je ne comprends pas la prise en charge médicale, je ne suis pas d'accord avec, et qu'on me dit « il faut quand même le faire

», et moi…je voilà, typiquement la dame du 12. La dame du 12 bon qui vient pour…c'est un cas un peu compliqué, mais qui a été intubée, ventilée, on a été très loin avec elle. C'est une dame qui ne rentrera jamais chez elle, qui va mourir chez nous. Et on était sur de l'acharnement avec elle…comment ça s'appelle…calci…elle a des cristaux au niveau des vaisseaux et en fait elle nécrose du coup…enfin en fait ça remonte ça remonte…donc on est en train de lui enlever des bouts de chaire, elle a eu je ne sais pas combien de bloc, et en fait enfin, ça ne fait qu'évoluer, et la dame a fini par s'extuber il y a deux nuits-là, et maintenant elle est complètement cohérente, enfin la dame elle sait où elle est, elle sait ce qu'il se passe. Et avant qu'elle se réveille nous on était en mode « mais faut qu'on arrête, on va trop loin sur cette dame, enfin on est en train de lui enlever des bouts, cette dame ne rentrera jamais à domicile ». Faut dire ce qui est. Et la dame a fini par statuer aujourd'hui, et enfin ils écoutent. Ouais « non arrêtez tout ». Donc on a arrêté la noradré, on a arrêté l'antibiothérapie, elle avait une batterie d'antibio la dame, elle était sous levo, mero…enfin l'artillerie lourde quoi. Et il a fallu attendre que la dame dise stop pour qu'on écoute, alors qu'il y a plein de soignants qui n'étaient pas d'accord avec la démarche ! Mais parce que les médecins, et puis un peu les chir qui poussent : « non mais on va en retirer encore un peu… », et c'est des soins qui prennent, enfin si tu as le temps et que tu veux aller voir si Sarah elle fait les soins, parce qu'elle n'a pas encore fait les pansements, bah tu verras l'étendue du truc quoi.

Moi : Mais c'est des amputations ou c'est… ?

Justine : Ah c'est des…alors pas des amputations parce qu'elle a encore ses jambes, mais on lui a retiré des bouts de muscles, enfin on voit ses tendons…c'est horrible !

Moi : Et la cicatrisation c'est en voie ?

Justine : Ah mais ça ne cicatrisera pas, elle est diabétique, hypertendue, enfin…

Moi : Ah en plus oui…

Justine : Des antécédents de…je t'ai dit, elle est insuffisante rénale…

Moi : Hum effectivement.

Justine : Enfin voilà, on va où, on va où. « Oui mais euh… » (dit-elle en imitant), bah ouais mais non en fait… Enfin voilà, donc bah oui effectivement il y a déjà eu des prises en charge où moi je n'étais pas à l'aise, et je n'ai pas l'impression de faire des soins. Mais tu rentres, t'es pas à l'aise avec ce que t'as fait dans la journée quoi ! Donc voilà c'est vrai qu'ici on est assez ouvert, que ce soient les médecins ou même…

Moi : Vous arrivez à vous exprimer.

Justine : On arrive à dire ce qu'on pense, et à pas être d'accord, et à dire « bon bah ok on en rediscute, ou on va faire un staff », enfin voilà, pour statuer le truc parce que…

Moi : Donc c'est lors des staffs que vous statuez sur l'arrêt des soins ?

Justine : Ouais, c'est une décision collégiale avec des intervenants extérieurs au service, on présente le dossier et puis voilà, on fait ça, on fait pas ça, on limite ou on arrête ça dépend, et à ce moment-là toi tu donnes ton avis, enfin t'entends tout le dossier qui est évoqué, et du coup est décidé à la fin de ce staff si on continue ou pas, si on limite, ou si par exemple, on ira pas jusqu'à une intubation s'il n'est pas déjà intubé, ou alors on ne dépassera pas tant de noradré…Et quand les patients ne sont pas statués, par exemple un week-end il n'y pas de staff et il y a moins d'intervenants qu'en semaine, bah on fait un micro staff entre nous quoi, on fait avec le médecin de garde, l'interne et l'aide-soignant quoi. Et puis s'il y a un médecin des urges qui est dispo mais en général c'est compliqué, et bah on fait avec eux, mais en général la décision est prise sur le vif quoi.

Moi : D'accord, très bien. Est-ce que pour toi le fait d'être professionnelle va avec le fait d'être empathique ?

Justine : Non. Non parce que...enfin, tu peux être empathique dans la vie de tous les jours, pas forcément dans ton métier (rire). Alors il se trouve que nous on fait de l'humain, mais donc voilà. Je vois pas un informaticien être empathique avec ses PC quoi. Mais non je pense que c'est pas lié, parce que malheureusement on connait tous des professionnels et soignants, qui ne sont pas empathiques, et on se demande ce qu'ils foutent dans le métier.

Moi : Et alors du coup toi qu'est-ce que tu en penses ?

Justine : Ben que soit ils sont à bout de leur métier et qu'il est temps qu'ils changent, soit ils n'ont jamais été fait pour ce métier mais ils sont venus là parce que c'était facile, c'est une voie qui est facile d'accès. Que ce soit infirmière ou aide-soignante, c'est facile.

Moi : Et du coup qu'est-ce que tu penses de la place de l'empathie dans l'humanisation des soins ?

Justine : Bah y a forcément enfin...on ne peut pas faire de l'humanisation des soins, sans empathie. Les soignants qui ne sont pas empathiques, je ne vois pas comment ils peuvent faire de l'humain, enfin de l'humanisation des soins. C'est pas compatible pour moi. L'un ne va pas sans l'autre. Si tu n'as pas un minimum d'empathie envers ton patient, tu ne peux pas vouloir te dire, bah tiens « je vais mettre tout en place pour qu'il soit bien », enfin...je pense que ce n'est pas compatible, l'un ne va pas sans l'autre.

Moi : Ok.

Justine : On voit chez nous, on va dire qu'on est 90% à être en accord avec le projet d'humanisation des soins, et peut-être 10% qui ne le sont pas, en tous cas qui ne le mettent pas en place, qui s'en foutent, clairement...S'il y a des choses qui sont mises en place, elles ne sont pas forcément suivies par ces personnes-là. Alors c'est le temps de 12h, trois fois 12h s'ils font un roulement... Mais voilà c'est dommage.

Moi : Qu'est-ce qui fait selon toi qu'il y a certains professionnels qui vont s'impliquer, qui vont vouloir aller vers l'humanisation des soins et d'autres non ?

Justine : C'est l'amour de ton métier je pense. Le fait de vouloir prendre soin de tes patients. Tu ne peux pas vouloir t'occuper de l'humain, et t'en foutre de l'humain. Sauf si effectivement tu es en *burn out*, tu es à bout de ton métier et voilà...Dans ce cas-là faut changer quoi.

Moi : D'acc. Alors du coup notre quatrième thème : la résilience des patients. Donc pareil que pour l'empathie, la résilience regroupe plein de définitions différentes, qu'est-ce que c'est pour toi ?

Justine : Euh, c'est quand...je suis pas sûre hein...mais je dirais c'est quand t'es...pour une pathologie qu'est complexe ou peu importe, que ton patient va subir plein d'épreuves et malgré tout ça il arrive à avancer quand même, enfin pas à se dire qu'il y a pire parce que parfois c'est compliqué...mais voilà, à malgré tout trouver le bout de force qui lui reste pour continuer à faire les soins, enfin voilà...je sais pas si c'est ça ?

Moi : C'est ça, tout à fait. En fait c'est ce qui désigne tout ce qui va graviter autour du patient en termes de ressources familiale, sociale, psychologique, émotionnelle, et qui donc va définir sa capacité à surmonter les épreuves de la vie.

Justine : Bon ça va j'étais pas trop loin (rire).

Moi : Donc c'était tout à fait ça (rire). Alors, est-ce que tu arrives dans ta pratique, à mobiliser les ressources du patient ? À les déceler, déjà dans un premier temps, pour les mobiliser ?

Justine : (Réfléchit). Oui...encore une fois c'est patient dépendant. Tu en as c'est pas possible, t'en as qui ne veulent pas, tout simplement. Là je vois par exemple ma patiente au 3, c'est une dame qui était chauffeur de taxi, et bref, je ne sais pas si tu es passé devant ou pas, mais tu verrais l'état de ses pieds...c'est une amputation qui se profile, et voilà c'est une dame qui était complètement autonome, des antécédents comme certains à son âge quoi, et le truc c'est que t'arrives pas à la faire participer...elle est compliante, mais par exemple tu veux la booster pour un peu la faire se surpasser, dans la mesure du possible évidemment, je ne vais pas lui faire faire le marathon de Paris quoi. Mais en tous cas, ne serait-ce qu'aller au fauteuil, même si ce n'est pas elle qui marche et qu'on utilise le lève-malade, c'est non quoi. Le problème c'est que si le patient n'a pas envie, tu ne peux pas quoi.

Moi : Hum, c'est normal.

Justine : Bah disons que je ne fais pas de la magie quoi. C'est compliqué.

Moi : Il faut que le patient soit réceptif.

Justine : Ah clairement, enfin je dis pas que l'humanisation si ton patient il est pas réceptif tu peux pas car par exemple tu peux faire de l'humanisation à un patient qui est dans le coma, mais à des gens qui sont réveillés, qui ne veulent pas, si la volonté est exprimée, tu ne peux pas quoi, enfin, tu ne peux pas aller à l'encontre de la volonté de ton patient. Dans le coma, il n'a pas de volonté il est dans le coma. Tu fais selon ce que la famille te dit, et voilà tu essaies de faire au mieux. Mais quand ils sont pleinement vigils et qu'ils ne veulent pas...

Moi : Oui donc ça passe obligatoirement par une espèce d'alliance thérapeutique.

Justine : Ah oui, tu n'as pas le choix. Si ton patient il ne participe pas et qu'il n'a pas envie, tu vas dans un mur pour moi.

Moi : Hum. Est-ce que l'humanisation des soins t'aide dans le processus justement de mobiliser ou pas les ressources du patient ? Est-ce que ça a un impact là-dessus ?

Justine : Ouais si ça peut, souvent dans le cadre de la toilette, parce qu'en général, le moment de la toilette, que ce soit à la douche ou à la bassine, en tous cas la douche souvent, c'est un plaisir pour les patients, parce que c'est chaud, parce que ça détend, nous on en profite pour les masser, enfin voilà, ça a un côté un peu plaisir entre guillemets, et du coup ça peut le faire se mobiliser, et en même temps se dire bah voilà « j'ai réussi quand même à faire ça », et il va chercher en lui ce qu'il faut pour amener à l'état que toi tu as envie quoi. Donc ça peut effectivement être le cas, dans la toilette, après peut-être pour le repas. Après du moment qu'il y prend du plaisir, tu ne vas pas mobiliser grand-chose (rire). Je ne vois pas trop.

Moi : Hum ok. Qu'est-ce qui dans ta pratique soignante peut selon toi influencer la résilience du patient ? Donc sa capacité à se remettre de son épreuve.

Justine : Dans ma pratique ?

Moi : Hum, dans ton approche, dans la relation de soin que tu vas pouvoir mettre en place avec lui…

Justine : Euh…je pense qu'il faut adapter les objectifs entre guillemets que tu veux en fonction du patient et de ses capacités. Et de se dire que si ce n'est pas atteint, bah ce n'est pas grave. On réessaiera plus tard, ou alors on baisse les objectifs, voilà. Maintenant, nous bah on est un peu là pour les booster, on est un peu les cheerleader « allez allez ! », et puis, de toute façon on est là, il y en a ils te disent : « vous me faites chier mais je vous aime bien quoi ». Bah ouais, parce qu'on les boost et parce que bah oui, quand on les laisse au fauteuil et qu'ils râlent : « Ah oui mais ça fait tant de temps que je suis au fauteuil… », bah ouais, mais en même temps c'est bien pour les poumons et t'es content après quoi. Donc, ouais je pense que c'est important qu'ils voient notre motivation à les soigner, et comme ça eux ça leur permet aussi de se booster et de se dire bon bah ok si elles, elles y vont, enfin en tous cas si elles prennent le temps de...c'est que ça vaut la peine quoi.

Moi : Ok. Dernière question, est-ce que tu penses que finalement ton empathie, donc ta capacité à comprendre le patient, peut avoir un impact sur sa résilience à lui ?

Justine : Oui. Parce que je pense que si on est en mesure de comprendre ses envies, ses désirs, enfin tout ce qui peut le motiver, ou ce qui fait qu'il est lui, ça peut le...

Moi : ...le booster ?

Justine : Ouais c'est ça exactement, l'aider quoi. C'est-à-dire que si ton interlocuteur te comprend, bah il est en capacité de t'aider à aller au-delà de tes limites quoi. Enfin je pense.

Moi : Et bien merci beaucoup.

Justine : Ben de rien, c'est tout bon ?

Moi : Oui c'est tout bon pour moi. Très intéressant, je te remercie.

Annexe E

Entretien avec Clara

Moi : Alors est-ce que tu peux me dire depuis combien de temps tu travailles en réanimation ?

Clara : Ça fait 4 ans que je travaille en réanimation, presque 4 ans là en juillet. Et je suis arrivée directement en réanimation. J'étais jeune infirmière.

Moi : Hum ok.

Clara : Et voilà, ça fait 4 ans que je suis ici.

Moi : Et qu'est-ce qui t'a attiré dans la réanimation ?

Clara : J'avais déjà fait des stages aux urgences réa en tant qu'étudiante. Et moi la réanimation j'ai trouvé ça très complet. Autant les soins de confort, le relationnel, les soins techniques, l'urgence, je trouve ça très complet. Donc c'est pour ça que je me suis…je me suis orientée vers là.

Moi : Ok. Alors du coup par rapport à l'humanisation des soins, sans revenir sur ce que c'est, est-ce que tu peux me dire directement si tu as des pratiques ou des approches particulières qui permettent de remettre de l'humain dans le soin ?

Clara : Des approches particulières pour mettre de l'humain dans le soin… Moi je sais qu'au niveau personnel, je vais mettre pas mal d'humour. Je discute beaucoup avec mes patients, je recherche plutôt pas mal le consentement. J'essaie un peu de recueillir les goûts…j'aime beaucoup mettre de la musique aussi à mes patients, quand je vois qu'ils sont anxieux, ou même comme ça, s'ils s'ennuient, si je vois qu'ils s'ennuient dans les box ou quoi que ce soit, enfin dans les chambres, moi c'est plutôt…ouais, plutôt bonne humeur, communication et humour.

Moi : Tu crées une ambiance particulière.

Clara : Voilà j'essaie. Après c'est pas avec tout le monde hein. Tous les patients ne sont pas disposés à être ouverts à l'humour ou au sourire ou autre, parce que tout le monde a ses souffrances. Mais voilà, j'essaie. Au niveau personnel en tout cas.

Moi : D'accord. Est-ce que tu trouves qu'entretenir une relation entre guillemets plus humaine avec le patient, comme ça a pu être le cas avec l'humanisation de soins, est-ce que ça t'a apporté une charge émotionnelle en plus ?

Clara : Non parce que bon, j'ai la capacité en tout cas de faire…de vraiment séparer, en tout cas de me protéger. Je pense que c'est dans ma personnalité. Je peux…une charge émotionnelle en plus ? (Silence). Je réfléchis... Non, je peux autant m'accrocher un minimum à mes patients, avoir un bon relationnel sans pour autant trop m'investir ou faire de transfert. En tous cas, non, j'y arrive. Après, je sais qu'il y en a c'est un peu compliqué. Ils ont du mal à faire la différence. Ils sont peut-être un peu trop impliqués. Voilà moi non ça va, j'arrive à prendre de la distance.

Moi : Ok. Et donc est ce que t'as eu des patients où peut-être tu t'es plus identifiée qu'avec d'autres patients, ou t'as déjà je sais pas, peut-être fait un transfert, et si oui, comment ça a modifié, ou quels étaient les impacts sur ta relation de soin avec ce patient ?

Clara : Alors, j'ai pas fait de transfert, mais moi je me rappelle d'un patient il y a 3 ans, qui est resté chez nous pendant plus de 2 mois, et voilà on connaissait toute sa famille, on collaborait vraiment avec sa famille pour personnaliser les soins, et forcément je me suis attachée, et ce patient est décédé…et ça a été très compliqué pour toute l'équipe de réanimation. Donc c'est vraiment le seul décès où j'ai été très peinée. Mais c'est vrai qu'on s'était beaucoup investi, pas que par rapport à l'humanisation des soins, mais parce qu'ici on est une réanimation où au-delà de ce projet, on est très…peut-être un peu famille, donc bon, voilà, c'est…ça que j'ai en tête.

Moi : Ok. Et donc toi, dans ta vision des choses, ce que tu me dis c'est que tu arrives plutôt bien à t'impliquer en ayant l'impression de garder une juste distance.

Clara : Oui c'est ça. Généralement j'arrive à garder une bonne distance. Je rentre rarement chez moi en me disant…en pleurant ou en...Non non, ça va.

Moi : Ok. Qu'est-ce qui fait, si tu te poses la question, qu'est-ce qui fait que t'arrives à garder, quelles sont tes ressources pour garder cette juste distance ? Comment, enfin si tu devais dire un mot sur cette posture ?

Clara : Hum (réfléchit)…Disons que je relativise beaucoup, même dans ma vie personnelle, donc autant il y a un décès, je vais…non, c'est plutôt résilience, peut-être le mot résilience. Donc quand il y a un décès, je vais être là pour la famille, je vais me…je vais me dire que c'est la vie, qu'on a tout fait. En gros je me dis toujours qu'on a fait le maximum, et je sais…

Interruption (aide-soignante) : Clara ?

Clara : Oui, attends.

Moi : Vas-y.

Clara : Oui c'est pour la dialyse ? Il y a Justine qui va le faire avec toi.

Aide-soignante : Ok.

Clara : Excuse-moi.

Moi : Non merci à toi.

Clara : Je dirais plutôt le mot résilience ouais. Je me dis toujours qu'on a fait le maximum, qu'on a tout donné…Pareil un patient qui souffrait, ben je préfère qu'il parte, et qu'il arrête de souffrir plutôt qu'on s'acharne, et cetera. Je suis constamment en train de me dire ça. Après de nature, je suis quelqu'un d'assez…c'est un peu contradictoire mais assez froide, je ne suis pas très touchée par énormément de choses. Donc j'arrive à mettre des barrières.

Moi : D'accord, Ok. Et paradoxalement du coup à te concentrer sur les choses positives.

Clara : Oui, c'est ça…

Moi : Qu'on trouve en fait dans chaque situation, même celles qui paraissent les plus...dures ?

Clara : Bah après il y a des situations très compliquées, mais on va en parler, on débriefe beaucoup avec l'équipe. On se demande si on a bien fait…et cetera. Mais voilà, j'arrive à passer à autre chose rapidement. Mais après on débriefe beaucoup. Et puis l'équipe…la ressource aussi, c'est l'équipe. On n'est jamais seul. Si c'est trop, on va prendre le relais, on va discuter, on peut se voir à l'extérieur, on débriefe même avec les médecins. Voilà donc on est toujours entourés.

Moi : Vous êtes dans une dynamique de partage.

Clara : C'est ça.

Moi : Alors du coup, notre troisième thème, donc l'empathie des soignants. Je vais juste te demander avant ce que c'est pour toi l'empathie, parce que c'est un mot qui regroupe plein de définitions différentes. Puis je te donnerai celle sur laquelle je m'appuie dans mon mémoire.

Clara : Bah pour moi l'empathie c'est la capacité de comprendre l'autre. C'est essayer de comprendre ses besoins, d'essayer d'y répondre. Et de comprendre l'émotion de l'autre sans forcément la vivre.

Moi : Ok.

Clara : Sans forcément la vivre et être trop touché. On peut y être…Enfin moi je pense qu'il faut être un minimum touché pour pouvoir ressentir certaines choses. Mais…voilà, on n'est pas à la place de l'autre, pour moi c'est ça l'empathie.

Moi : Oui, on est sur la même longueur d'onde. Pour préciser… effectivement on peut saisir ce que vit l'autre, saisir son point de vue sans forcément être impacté émotionnellement.

Clara : Oui c'est ça.

Moi : Et donc on est plus avec l'empathie dans une relation cognitive tu vois, plutôt qu'affective, et objective plutôt que subjective.

Clara : Oui c'est ça.

Moi : Alors, est-ce que...enfin, depuis que tu travailles en réanimation, est ce que tu as observé plutôt un développement ou une diminution de cette empathie envers les patients ?

Clara : (Réfléchit). Non, pour moi, une évolution parce que face à la souffrance, à la douleur, aux familles, on doit...c'est notre rôle, hein au-delà du rôle technique, on doit accompagner et cetera. Prendre en compte (interruption), prendre en compte le patient et la famille, donc on est obligé d'avoir cette capacité d'écoute. Encore plus que quand j'étais en formation. Surtout qu'on nous pose beaucoup de questions, et cetera. Donc non, ça s'est plutôt développé. Par contre j'arrive encore à plus prendre de distance, à force d'avoir de l'expérience, quand une situation qui je pense va trop me toucher, j'arrive à me dire stop, voilà.

Moi : Ok, sans que ça impacte ton empathie du coup.

Clara : Non non.

Moi : Tu arrives à prendre de la distance, et ne pas éloigner cette empathie.

Clara : Euh, oui. Parce que je mets, je me mets entre guillemets, à la place des familles. Je me dis, voilà, si j'ai un membre de ma famille hospitalisé, je me dis, voilà, j'aurais aimé que l'infirmière me parle comme-ci ou comme ça, ou m'oriente sur ça. Donc j'essaie de faire ce que j'aurais aimé qu'on me fasse.

Moi : En toute objectivité.

Clara : Voilà.

Moi : Ok. D'accord, est-ce que tu as déjà eu l'impression de faire des soins sans pour autant prendre soin du patient ?

Clara : (Réfléchit)…C'est une très bonne question ça. Bon moi je pars du principe, ou du moins quand je fais un acte de soins, que c'est prendre soin du patient, parce que vaut mieux ça que rien du tout. Après si on…est-ce que en gros je fais des choses, des fois y a des moments, on fait les choses machinalement. Par exemple quand j'ai trois patients intubés, qu'ils sont instables tous les trois, et que clairement je cours dans tous les boxes, clairement je fais les choses pour faire les choses, je vais pas forcément…alors le consentement ça dépend, s'ils sont intubés, sédatés, qu'ils ne sont pas en capacité d'exprimer leur volonté, bah forcément je vais pas forcément être à la recherche de leur consentement. On fait un peu les choses machinalement des fois, donc dans ces moments-là peut-être. Mais même j'essaie toujours de parler aux patients par exemple qui sont endormis. Donc c'est un peu compliqué cette question, mais des fois oui, quand c'est trop le rush. Et des fois même je m'excuse à la fin de journée auprès des familles en leur disant : « Désolé voilà j'ai eu une journée assez lourde, j'ai pas pu vous voir plus », ou même les patients qui sont éveillés je leur dis : « Voilà, j'ai pas eu le temps de passer plus souvent que ça… ». Donc voilà. Ouais, des fois, oui.

Moi : Est-ce que pour toi, le fait d'être professionnel, d'être un professionnel soignant, va avec le fait d'être empathique ?

Clara : (Réfléchit). Bah pour moi l'un ne va pas sans l'autre. Parce qu'encore une fois, en tant qu'infirmier on a…on a un rôle prescrit et un rôle propre, et on doit avoir une capacité d'écoute, donc pour moi on ne peut pas…Soignant, c'est pas que faire des prises de sang, donc on est obligé d'écouter l'autre. De toute façon si on n'écoute pas l'autre, on ne peut pas répondre à ses besoins. Mais je pense qu'il y en a qui ont un manque d'empathie. Voilà, et on le remarque assez régulièrement. Enfin, on le remarque, quand les patients se plaignent par exemple. Ça, j'ai déjà eu le cas, j'ai déjà entendu.

Moi : D’accord.

Clara : Et pour moi, je ne dirais pas que ce sont de mauvais soignants, mais en tout cas au niveau des capacités relationnelles peut-être un peu.

Moi : Hum.

Clara : Voilà. Je ne me permettrais pas de dire qu'ils sont mauvais soignants, dans tout…toutes les catégories. Mais c'est important.

Moi : Hum, oui, que le patient se sente pris en considération.

Clara : Ben c'est ça.

Moi : Et du coup, qu'est-ce que tu penses de la place de l'empathie dans l’humanisation des soins ?

Clara : Pour moi l’un ne va pas sans l'autre, hein. L'humanisation des soins doit prendre en compte le patient, la famille, les besoins. On doit personnaliser. Tout ça, ça nécessite de la communication, de l'écoute, donc même pour recueillir, faire des recueils de données sur les habitudes du patient, et cetera. Il faut écouter. Et puis, on ne peut pas prendre en compte l’autre et...c'est un peu, je me répète un petit peu mais…répondre aux besoins, et à la fois ne pas utiliser l'outil qu'on a, comme la biographie sensorielle…enfin c'est pour moi, ça va ensemble…c’est pas très français ce que je dis.

Moi : Je comprends.

Clara : C’est un peu compliqué de dissocier les deux. Sinon on fait remplir le carnet qu'on a comme outil pour la biographie sensorielle machinalement et on ne l'utilise pas quoi.

Moi : Hum, oui. C’est un non-sens.

Clara : Oui, donc voilà.

Moi : Ok, alors du coup, le 4e thème, la résilience des patients, pareil que pour l'empathie, c'est un mot qui regroupe aussi pas mal de choses, pour toi, qu'est-ce que c'est la résilience ?

Clara : Pour moi, c'est comme l'acceptation. La résilience, accepter la situation. Ouais pour moi c'est ça, accepter une situation.

Moi : Hum ok.

Clara : Quel que soit le moyen.

Moi : D'accord. Ouais c'est ça. Je pense que c'est un mot qui pourrait le résumer. Plus précisément, ça va être aussi tout ce qui va graviter en fait autour du patient en termes de ressources familiale, émotionnelle, sociale, et qui va justement l'aider à se remettre, à surpasser une épreuve de la vie. Donc toi, dans ta pratique soignante, est-ce que tu arrives à déceler, et à mobiliser les ressources du patient ?

Clara : Les ressources du patient, bah déjà on a la famille qui est très présente. Ses ressources, bah…le fait qu'il puisse communiquer déjà lui-même, donc il va nous exprimer, soit ses besoins, des craintes ou des envies.

Moi : Donc tu es dans le dialogue.

Clara : Ah oui oui, dans le dialogue. Bah voilà, pour moi c'est ça.

Moi : Est-ce que l'humanisation des soins t'aide dans ce processus justement de déceler les ressources des patients ?

Clara : Alors déjà, sans même ce projet, j'ai tendance à souvent demander aux patients, discuter, demander « est-ce que vous voulez ci, vous voulez ça, qu'est-ce que vous aimeriez ? Et cetera… ». Mais c'est vrai qu'avec l'outil de la biographie sensorielle, ça pousse un peu plus la chose, parce qu'il y a plusieurs thèmes. Il y a des choses auxquelles on n'aurait pas pensé poser aux patients. Exemple, l'eau chaude, ou pendant la toilette, l'eau chaude ou l'eau tiède. Je sais que systématiquement des fois on met de l'eau tiède, ça se trouve le patient voudrait de l'eau chaude. Donc des fois…oui c'est bien de s'appuyer dessus. Donc oui, je pense, ça améliore encore en plus…

Moi : Ok. Et selon toi qu'est-ce qui dans ta pratique soignante peut influencer la résilience du patient ? Donc sa capacité à faire face à son hospitalisation finalement, à l'épreuve de l'hospitalisation en réanimation.

Clara : Est-ce que tu peux répéter la question ?

Moi : Oui. Qu'est-ce qui selon toi, dans ta pratique, dans la relation de soin que tu vas établir avec le patient, qu'est-ce qui va pouvoir influencer lui son acceptation comme tu dis, sa résilience, dans l'épreuve de l'hospitalisation ?

Clara : Déjà, je pense qu'il faut parler, il ne faut pas mentir au patient sur son état de santé ou quoi que ce soit. Faut dire les choses, pour qu'il puisse commencer à faire son deuil. Qu'il puisse commencer à faire ce processus de deuil, accepter sa maladie, accepter peut-être la suite, son devenir et cetera, donc ne pas mentir. Annoncer les soins, dire les choses en fait. C'est surtout ça. Hum ouais, je pense que c'est ça. Souvent il y a des patients qui me disent voilà : « qu'est-ce que j'ai ? Surtout ne me mentez pas. En gros dites-moi réellement ce que j'ai… ». Et après, c'est à eux de faire le travail pour accepter la situation. Je pense que c'est ça.

Moi : Ok.

Clara : Enfin, je pense à ça en tout cas.

Moi : D'accord. Et donc une dernière question, est-ce que tu penses que ton empathie, ta capacité à comprendre le patient peut avoir un impact sur sa résilience ?

Clara : Moi je pense que oui. Comment je ne sais pas, mais en tout cas le…le fait de…dire aux patients qu'on comprend la situation, de lui souhaiter du courage, de l'accompagner, de l'écouter…je pense qu'on le vit beaucoup mieux. Plutôt que quelqu'un qui ne calcule pas, ou qui n'essaie pas de comprendre le ressenti du patient, ou de le rassurer. Je pense qu'ils vivraient encore plus mal cette acceptation-là, cette résilience. Ouais, je pense que oui.

Moi : Très bien. Je te remercie beaucoup.

Structures éditoriales du groupe L'Harmattan

L'Harmattan Italie
Via degli Artisti, 15
10124 Torino
harmattan.italia@gmail.com

L'Harmattan Hongrie
Kossuth l. u. 14-16.
1053 Budapest
harmattan@harmattan.hu

L'Harmattan Sénégal
10 VDN SICAP AMITIE 3
BP 45034 Dakar-Fann
direction@senharmattan.com

L'Harmattan Cameroun
Tsinga/Derrière polyclinique FECAFOOT
BP 11486 Yaoundé
Jacques.koukam@harmattan.fr

L'Harmattan Burkina Faso
Villa 281, secteur 23 623, rue 14.32
Ouagadougou
zagbie@outlook.fr

L'Harmattan Guinée
Almamya, rue KA 028 OKB Agency
BP 3470 Conakry
harmattanguinee@yahoo.fr

L'Harmattan RDC
185, avenue Nyangwe
Commune de Lingwala – Kinshasa
matangilamusadila@yahoo.fr

L'Harmattan Congo
219, avenue Nelson Mandela
BP 2874 Brazzaville
deunovmikhael@gmail.com

L'Harmattan Mali
Immeuble Mgr Jean Marie Cissé
Aci Hamadallaye
BP 145 Bamako
syllaka@yahoo.fr

L'Harmattan Togo
Djidjole – Maison Amela
face EPP BATOME
02 BP 20680 Lomé
didieramela11@gmail.com

L'Harmattan Côte d'Ivoire
Résidence Karl – Cité des Arts
Abidjan-Cocody
03 BP 1588 Abidjan
harmattan.ivoire@gmail.com

L'Harmattan Bénin
Rue 604, (Immeuble à l'entrée
de la rue UCAO- Cite de Saint-Jean)
Cotonou
stepcorpus@gmail.com

Nos librairies en France

Librairie internationale
16, rue des Écoles
75005 Paris
librairie.internationale@harmattan.fr
01 40 46 79 11
www.librairieharmattan.com

Librairie des savoirs
21, rue des Écoles
75005 Paris
librairie.sh@harmattan.fr
01 46 34 13 71
www.librairieharmattansh.com

www.ingramcontent.com/pod-product-compliance
Lightning Source LLC
LaVergne TN
LVHW051352061026
849535LV00009B/3146